A essencialidade e o poder do *Cuidado*

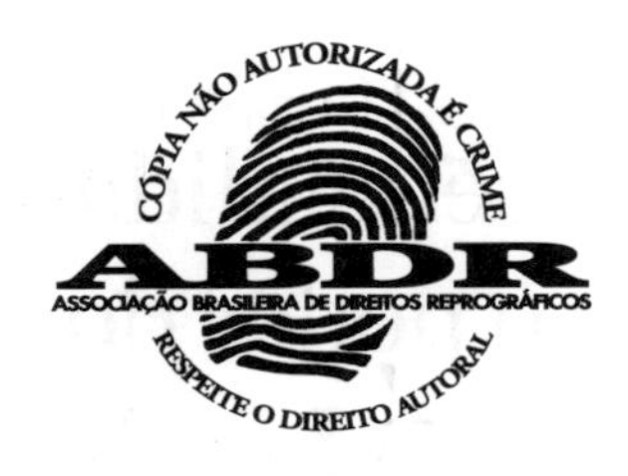

Dados Internacionais de Catalogação na Publicação (CIP)
(Câmara Brasileira do Livro, SP, Brasil)

Waldow, Vera Regina
A essencialidade e o poder do cuidado : em busca da excelência da prática na enfermagem / Vera Regina Waldow. – Petrópolis, RJ : Vozes, 2024.

Bibliografia.
ISBN 978-85-326-6613-0

1. Cuidado – Filosofia 2. Enfermagem –Estudo e ensino 3. Medicina e saúde 4. Profissionais da saúde – Formação I. Título.

CDD-610.73
23-184162 NLM-WY-100

Índices para catálogo sistemático:
1. Enfermagem : Ciências médicas 610.73

Eliane de Freitas Leite – Bibliotecária – CRB 8/8415

Vera Regina Waldow

A essencialidade e o poder do *Cuidado*

Em busca da excelência da prática na Enfermagem

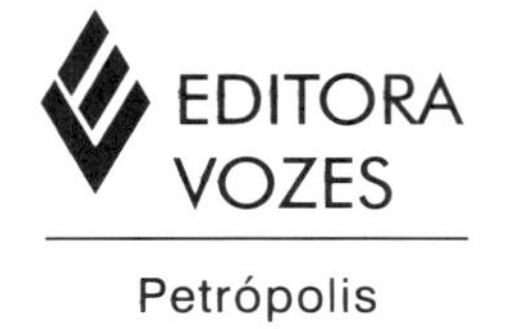

Petrópolis

Rua Frei Luís, 100
25689-900 Petrópolis, RJ
www.vozes.com.br
Brasil

Revisão de conteúdo: Eloita Pereira Neves e José Maria Wiest
Revisão ortográfica e gramatical: Mariana Lessa
Editoração: Israel Vilas Bôas
Diagramação: Victor Mauricio Bello
Revisão gráfica: Alessandra Karl
Capa: Rafael Bersi

ISBN 978-85-326-6613-0

Este livro foi composto e impresso pela Editora Vozes Ltda.

Sumário

Prefácio

Vera Regina Waldow seguramente foi uma das primeiras, senão a primeira no Brasil, a introduzir o tema do cuidado na enfermagem e, em seguida, em suas diversas vertebrações para outros campos da vida e da ecologia. Já em 1998, apresentou uma reflexão séria, fruto de sua experiência como enfermeira e pesquisadora, no livro *Cuidado humano: o resgate necessário*. Junto à sua larga e longa experiência como enfermeira, especializou-se nos Estados Unidos em contato com a melhor bibliografia do país. Daí surgiram várias obras, todas bem fundadas e amplamente estudadas: *Cuidar: expressão humanizadora da enfermagem*, de 2006, obra que complementa seu trabalho anterior *Cuidado na saúde: as relações entre o eu, o outro e o cosmos*, de 2004. Ambos se tornaram clássicos. O importante da pesquisa de Waldow é o grande leque de conhecimentos incorporados e articulados pela autora, da medicina à enfermagem, da filosofia à experiência das pessoas com quem entrou em contato.

O presente texto *Essencialidade e o poder do cuidado – Em busca da excelência da prática na enfermagem* publicado em 2024 é especialmente importante porque Waldow percorre as várias correntes e os principais nomes do campo, particularmente de mulheres que se confrontaram com a experiência e com o aprofundamento do que o cuidado significa para a vida humana, para a saúde, para a enfermagem e, por fim, para a garantia da continuidade de nossa casa comum, a Terra.

A busca por fundamentos filosóficos conferiu seriedade à sua pesquisa, sobretudo ao explorar as reflexões que o filósofo Martin Heidegger expôs em sua obra *Ser e tempo* acerca do cuidado, em especial quando o pensador retoma a fábula do escravo egípcio Higino, feito bibliotecário palaciano de Cesar Augusto em Roma. Waldow assume a tese central do filósofo da floresta negra que vê no cuidado algo pertencente à essência do ser humano e de todo o ser vivo. O cuidado é um dado prévio à emergência da vida, sem o qual ela não irromperia nem se manteria na existência.

Não cabe aqui resumir a detalhada exposição que a autora faz das várias interpretações que são dadas ao cuidado consoante às diferentes culturas e contribuições, especialmente aquelas que versam acerca da natureza e da prática do cuidado e que foram formuladas por mulheres. Tratamento especial dedica ao "poder do cuidado" através do pensamento crítico, reflexão sobre a prática, reflexão-na-ação e após a ação e julgamento clínico, tudo acompanhado com muita responsabilidade, sensibilidade, habilidades técnicas, ética, envolvimento, respeito e comprometimento, nas palavras da própria autora.

Waldow não se exime de examinar a espinhosa e desafiante temática da Inteligência artificial (IA). Com forte senso crítico, aceita a eventual contribuição que essa tecnologia pode propiciar ao cuidado da vida ameaçada, seja ela humana, animal ou vegetal. Mas, ela jamais substituirá a presença e o contato físico com os pacientes; ela não enxugará as lágrimas dos enfermos nem lhes estenderá a mão para a carícia essencial que produz sossego e confiança na cura e retomada da aventura humana.

Essa obra vale ser lida e estudada no todo e em suas partes, como as finais, quando relata experiências concretas com pessoas que sentiram o cuidado e o que significa ter uma enfermeira ou um enfermeiro que seja "gente que cuida de gente", nas palavras de Wanda Horta.

Que essa obra de Waldow não seja o seu "*nunc dimitis*" ("agora posso ir em paz" nas palavras de Simeão ao ver o menino Jesus no templo), mas que continue animando mais operadores da saúde e os ecologistas com seus escritos sobre o cuidado essencial.

Leonardo Boff
Petrópolis, junho de 2023.

Introdução

O cuidado é o tema central neste livro cujo início se dá com um aporte filosófico contemporâneo e evolui ao passar pela sua abordagem na enfermagem e trazer à tona importantes figuras do cenário internacional e nacional com teorias e pesquisas de destaque que marcaram os estudos e a inserção do cuidado na prática e no ensino.

Um objetivo primordial do presente trabalho é propor uma reflexão acerca do tema cuidar/cuidado e oferecer uma fundamentação de caráter teórico-filosófica em especial para a importância do "ser-aí" na filosofia de Martin Heidegger, tema privilegiado na obra *Ser e tempo* na qual o filósofo também faz o desvelamento do cuidado. Propõe-se a uma reflexão acerca do ser e o cuidado, sua essência e suas implicações para a enfermagem.

O *Dasein* (ser-aí) e o *Sorge* (cuidado) na filosofia heideggeriana, numa modesta análise do cuidado feita por mim neste livro, salienta como o ser se manifesta na área da saúde em sua condição de ser-com e ser-no-mundo, ser e estar com os outros, relevando a enfermagem como uma das profissões que, por algum tempo, destacou-se pelo maior volume de teses e artigos sobre este tema e que almejo que se caracterize e concretize por uma prática de cuidar. Por outro lado, é importante acrescentar que enfermeiras podem fazer a diferença na relação entre enfermagem, pacientes e familiares, assim como entre demais profissionais, aplicando seu conhecimento e seu fazer sendo-com e colaborando para fornecer maior satisfação, conforto, segurança e crescimento dos protagonistas dessa relação, segundo os existenciais referidos por Heidegger.

Essa temática, resgatada de alguns filósofos da antiguidade e ampliada por Martin Heidegger, proporcionou uma maior compreensão sobre o ser-aí, que somos nós mesmos, como somos, o poder ser, iluminando e dando destaque ao cuidado como essência do existir do ser. Dessa forma, o cuidado foi apropriado pela enfermagem como seu fazer-ser, centrando nele a sua existência, ou seja, a sua essência. O trabalho desse filósofo é apresentado sob a interpretação de autores a fim de ampliar sua compreensão. Ao considerar a ontologia e a epistemologia do cuidado, além de Heidegger, trago a contribuição de filósofos modernos e como eles interpretam as ideias do filósofo alemão. Enfoco, também, a contribuição de estudiosas, teoristas e pesquisadoras do tema na enfermagem.

Selecionei considerações e ponderações quanto aos estudos e às teorias na esfera da enfermagem acerca do cuidado, apontando-as sob uma nova proposta que visa ao conhecimento na enfermagem, e que foi pensada, esperançosamente, como um elemento definidor para uma nova prática mais humana, científica e desgarrada do modelo biologista. Alguns aspectos evolutivos do conhecimento na enfermagem e suas propostas em busca de espaço, autonomia e reconhecimento como saber científico, levam a questionar como se encontra atualmente o processo de cuidar na prática de enfermagem.

Fazem-se presentes as teorias e autoras mais importantes, com o cuidado na condição de elemento de análise na enfermagem, e suas contribuições consistem em uma das partes do livro e dos capítulos. Após essa apresentação, teço algumas considerações, ponderações e críticas a respeito dos trabalhos e das teorias das estudiosas, constando de um dos capítulos, seguido de elementos que considero como denominadores comuns nesses trabalhos, respeitando a abordagem a que se propõem dentro de paradigmas distintos de uma visão humanista filosófica e holística que norteiam o presente trabalho.

A questão da ética não poderia estar ausente em uma prática marcada por princípios e valores e, para uma fração dos estudiosos do tema, tanto da filosofia quanto da enfermagem, tratado como a ética do cuidado e, na enfermagem, a sua prática com base no cuidar, proposta como sua ética. O fenômeno do cuidado foi motivo de um olhar mais profundo, tratando do construto essência, ou seja, a essencialidade do ser-aí e como a essência da enfermagem. Incluso no livro, há um capítulo a respeito da questão do poder do cuidado e de sua importância na enfermagem e em seu ensino na busca de uma excelência em sua prática.

Um tema sempre presente em meus textos, porém sem a devida discussão ou reconhecimento na esfera da saúde, diz respeito ao cuidado do todo, privilegiando, além da relação com o ser-aí, o ser-com-os-outros e com este ser no mundo, visto como um conjunto inseparável e único dentro de uma visão holística. A questão ecológica é analisada e dá destaque à consciência ecológica a fim de compor uma nova identidade capaz de tratar do cuidado e de sua relação com o todo.

Por fim, há uma parte que trata da relação entre o ser humano e as tecnologias que questiona o futuro do cuidado e os algoritmos. Esse capítulo, na verdade, traz uma pesquisa, fruto de uma curiosidade em saber como enfermeiras, representadas por uma elite que tramita em vários espaços da profissão, pensam e discutem as tecnologias avançadas e a inteligência artificial no âmbito da enfermagem. A tecnologia está em todos os lugares, causando mudanças impensáveis que antes só se encontrava em gibis, filmes e no imaginário de visionários. Muitos escritores e cientistas, já de longa data, vinham descrevendo um mundo que, para muitos de nós, parecia fantasioso. Muitas dessas fantasias tornaram-se realidade.

Uma colocação de uma cientista brasileira, pensadora, pesquisadora e palestrante internacional, Martha Gabriel, é muito provocativa e alarmante. Ela diz que "a humanidade será uma nova coisa, não mais o que a gente é". Dessa forma, a última parte do livro examina esse tema e suas implicações para o futuro da enfermagem.

Nessa breve apresentação, parece que fica claro a importância da filosofia e como a enfermagem se beneficiou com o construto cuidado, considerando-o como a essência do ser e que, nela, caracteriza-se como o seu fazer, adotando-o também como sua essência, isto é, aquilo sem o qual ela inexistiria. Propõe-se, portanto, uma reflexão acerca do ser e do cuidado, sua essência e suas implicações para a enfermagem nas suas múltiplas dimensões aqui representadas pela assistência na enfermagem, no ensino, na pesquisa e em relação ao meio ambiente e nesse espaço tão inovador que invade nossas vidas, as tecnologias.

Parte I

O Dasein *(ser-aí)* e *o* Sorge *(cuidado) na filosofia heideggeriana* e *suas contribuições para a área da saúde*

1

A antropologia filosófica

Ao considerar a questão do humano, que talvez esteja ameaçado, urge discutirmos quem é o humano? O que é ser humano? Qual sua característica, sua essência? Qual a relação com o cuidado? Assim, pareceu oportuno refletir acerca de alguns pontos e que, talvez, possam ser auxiliados por uma disciplina, a antropologia filosófica, da qual trato de maneira breve.

Edvino A. Rabuske, filósofo gaúcho, doutor em Filosofia e professor, traz, em seu livro *Antropologia filosófica* (2003), a opinião de vários autores, filósofos clássicos e inclusive da Bíblia, a respeito do homem[1]. Na verdade, conclui-se a partir de diferentes ideias, que o homem é um problema. No passado, o homem despertava admiração "por suas produções técnicas e por seu comportamento ético" (Rabuske, 2003). Hoje, o homem torna-se motivo de inquietação. Ou seja, nunca o homem se apresentou tão problemático, tornando-se um problema para si mesmo.

1 Toda vez que os autores citados se referirem a homem será, neste texto, subentendido homem e mulher.

Outro autor que levanta a questão da antropologia filosófica é Francesc Torralba, filósofo catalão, professor, doutor em Teologia e em Filosofia, docente e pesquisador da Universidade Ramón Lhull em ética e bioética, autor de uma centena de livros que versam acerca da antropologia filosófica e da bioética, alguns dos quais se destacam pela reflexão acerca do cuidado, como o seu *Antropología del cuidar* (1998), dedicado à enfermagem. Também publicou o livro *A ética do cuidado* (2002) e alguns outros que não se intitulam como cuidado, mas que em seu conteúdo se percebe esse conceito. No livro *Antropologia del cuidar*, Torralba faz a mesma pergunta que outros filósofos têm feito: o que é o homem?

Essa pergunta, como pergunta aberta, não busca esgotar seu objeto, o que seria uma tarefa impossível segundo Luís Evandro Hinrichsen, teólogo e filósofo, professor do Centro Universitário La Salle, professor na Pontifícia Universidade Católica do Rio Grande do Sul. O autor salienta que o objeto de análise das ciências positivas tem como meta exauri-la, algo impossível de ser levado a cabo da mesma maneira pela filosofia. Por ser uma atividade de cunho meditativo, ela "exige esforço de renovada abertura ao fenômeno que se mostra" (Hinrichsen, 2012). Assim, essa abertura, como uma acolhida do fenômeno, também faz a busca do *logos*, ou seja, da razão ou essência daquilo que se mostra à consciência. A meditação filosófica, completa ele, é um "exercício reflexivo exigente, e faz uma busca de síntese reveladora de razões, sentido, significados" (Hinrichsen, 2012, p. 4).

Na antropologia filosófica, tudo gira em torno dessa questão que ainda suscita necessidade de aprofundamento. A disciplina questiona acerca do humano, da natureza humana, e que pode se traduzir, alargando a indagação que resulta em saber pelo eu humano, pelo seu eu. Qual é a humanidade do homem? Qual é o atributo fundamental do ser humano? Considerando esses questionamentos, conclui-se que a antropologia filosófica se caracteriza pelo discurso filosófico a respeito do ser humano. É um discurso ético e tem sua análise a partir do trabalho. O homem é um ser capaz de múltiplas atividades; é capaz de aprender, de amar, de odiar, de criar e de destruir. Por outro lado, a antropologia filosófica se caracteriza por não ser um discurso tão somente racional, pois tem componentes do tipo emotivo, histórico, social e religioso. Não opera de um modo puramente lógico, matemático, mas sim de um modo circular, reflexivo e meditativo. Em suma, conforme Torralba, ela se define como um discurso filosófico, de natureza dialógica, racional e crítica em torno da condição humana. Ela busca compreender as múltiplas expressões e modos do viver humano. Assim, a vida humana, com todas as suas ambiguidades e contradições, é o tema da antropologia filosófica, ou seja, o ser humano é, por definição, um ser imprevisível.

Para Rabuske, por exemplo, a antropologia filosófica tem como meta apreender a totalidade do homem. E o homem, segundo esse autor, só pode ser compreendido a partir de sua relação com o ser. Alguns aspectos fundamentais que constituem o homem, esse ser tão paradoxal, conjugando ideias de alguns autores como Boff, Rabuske, Torralba incluem: consciência, linguagem, sociabilidade, intersubjetividade, trabalho, cuidado e transcendência.

No entanto, existe um problema básico e específico ao discursar sobre a antropologia filosófica em seu estudo do humano: a transformação da pessoa, do ser humano, em objeto de conhecimento. Torralba traz Karl Jaspers ao expor que a pessoa jamais pode ser convertida em objeto, pois o homem é sujeito, tem um ego, é um eu. Considerando isso, como é possível discutir acerca do ser humano sem transformá-lo em objeto? Assim, constata-se que a antropologia filosófica, como qualquer disciplina humana, de acordo com Torralba (1998), apresenta limites fundamentais que não podem ser transgredidos e têm seus próprios instrumentos metodológicos. Trata-se de um saber racional e sistemático de rigor conceitual que tem em sua análise o ser humano. O método sugerido para uma análise discursiva, nesse caso, orienta-se pelo método fenomenológico.

Ao mencionar as características da filosofia, Hinrichsen (2012) refere-se ao desvelar do seu significado e, aqui, desvelar refere-se a descobrir o sentido do fenômeno que se mostra ao *Dasein*, mas que não se esgota apenas nele. Ao contrário, a busca é renovada na tentativa de sempre entender seu significado. As ciências positivas e a técnica são incapazes de pensar o cuidado. Somente a filosofia é capaz de propor o cuidado como atitude essencial do ser humano.

2

O ser-aí (*Dasein*) de Martin Heidegger

Um filósofo contemporâneo alemão, Martin Heidegger, se destaca por seu conhecimento da filosofia e, nesta, da fenomenologia e do existencialismo. Notabilizou-se como o maior entusiasta na discussão do ser. Em seu livro *Ser e tempo* (originalmente em dois volumes), o autor discorre acerca do tema do ser, pre-sença/ser-aí, a angústia, a temporalidade e a cura/cuidado. Nascido em 26 de setembro de 1889 na Alemanha, Heidegger faleceu em 1976. Caracterizou-se por ser um dos pensadores mais influentes do século XX, apesar das controvérsias em torno de sua obra, além de críticas, sobretudo por sua ligação com o regime nazista em determinada época. Discípulo de Husserl, Heidegger foi bastante influenciado por ele e outros filósofos, assim como influenciou outros tantos.

Em sua interpretação, o autor concorda que o "ser" é o conceito mais universal e, ao mesmo tempo, o mais vazio. Por outro lado, afirma que o "ser" não pode ser concebido como "ente". Mais adiante, porém, salienta que "o ser é o conceito evidente por si mesmo" (Heidegger, 2001, p. 29). Heidegger faz uma profunda reflexão a respeito da existência humana, buscando compreender seu sentido, sua essência. As digressões filosóficas, em geral, são bem complicadas para pessoas leigas nas disciplinas de cunho filosófico como eu, e, na maioria das vezes, são de difícil compreensão, pois Heidegger é um autor reconhecidamente bastante complexo. O conceito de "ente" se refere a muitas coisas e tem diversos sentidos. "Ente" é tudo de que se fala, o que se entende, o comportar-se de uma forma ou de outra, e é inclusive "o que e como nós mesmos somos" (Heidegger, 2001, p. 32). Esse ente, que somos e que questionamos, é designado de pre-sença na tradução de Márcia S.C. Schuback no livro *Ser e tempo*, publicado pela Editora Vozes.

Pre-sença no alemão é *Dasein*. Em nota explicativa em seu livro *Ser e tempo*, é na pre-sença que o homem constrói seu modo de ser, assim como sua história, sua existência. "Pre" diz respeito a *Da* e "sença" corresponde a *Sein*: *Dasein*. Já outras interpretações colocam o *Dasein* como ser-aí, concepções que se popularizaram, ou seja, *Da* de "aí" e *Sein* de "ser". A verdade é que ambos significam a mesma coisa. Heidegger afirma que o "ser é sempre o ser de um ente"[2] (Heidegger, 2001, p. 35).

Ser-em é um modo de ser essencial do próprio sujeito. O ser--no-mundo de forma composta, como o autor emprega, refere-se a um fenômeno de unidade. O ser-em significa, por sua vez, uma constituição ontológica da pre-sença/ser-aí e é um *existencial*. O ser-em é, pois, a expressão formal e existencial do ser da pre-sença que tem a constituição essencial de ser-no-mundo (Heidegger, 2001, p. 92).

Outra explicitação de Heidegger (Heidegger, 2001, p. 95) refere-se à expressão "ocupação", que tem significados pré-científicos: realizar algo é como uma forma de preocupar-se, que, por seu turno, indica

---

2 Para facilitar a compreensão no sentido ontológico, buscando completar a compreensão do ser-aí de Heidegger em sua metodologia fenomenológica-existencialista, a seguir trago alguns autores, de diferentes disciplinas, e como interpretam a filosofia heideggeriana e seus existenciais.

“temer por”. Em outros termos, o ocupar-se designa o ser de um possível ser-no-mundo. Ainda completa que, pelo fato de ser--no-mundo pertencer ontologicamente à presença, o seu ser para com o mundo é, essencialmente, ocupação.

Na análise temática do ser-em como tal, a presença apresenta-se como constituição das possibilidades ontológicas do ser-no-mundo, compondo modos de ser tais como a escuta compreensiva, o discurso que se comunica e se faz compreensível através da linguagem, a compreensão e a interpretação que guarda em si o modo de ser da pre-sença, o poder-ser da pre-sença, ou do ser-aí. O ser–aí (*Dasein*) é um ser que sabe que não pode existir; o *Dasein* se descobre no tempo. Mas, seu tempo um dia não será mais e, diante de sua fragilidade existencial, precisa cuidar de si.

No entanto, o *Dasein* não vive só, ele habita o mundo com outros seres, é um ser em relação com o outro, ser-aí com, ser-aí com/no mundo. Como ressalta Hinrichsen, “temporalidade e finitude na situação do mundo que habita, caracterizam e constituem o modo de ser do *Dasein*” (Hinrichsen, 2012, p. 64).

2.1 Algumas interpretações da obra de Heidegger

Achei oportuno trazer a interpretação de alguns autores, coincidentemente da área da psicologia, que se aproximam de algumas adaptações que a enfermagem também buscou como inspiração nos preceitos de Heidegger e que acredito poderem auxiliar a aprofundar e facilitar o conhecimento de um cuidado filosófico, apropriando-se de vários elementos para a dimensão da prática profissional. Dessa forma, itens poderão ser repetidos, embora, em uma escrita, de maneira um pouco diferente.

Percebi que as interpretações filosóficas e das ideias de Heidegger se tornam mais fáceis de compreender. Sinto que somos uns parasitas que se apropriam de um esforço realizado por outros e que confortavelmente aprendemos melhor nessa situação parasitária.

Como já apontado, a filosofia de Heidegger, em *Ser e tempo* é bastante complexa e, para os profissionais da saúde, torna-se, por vezes, uma tarefa extenuante, pois em suas práticas ainda impera o materialismo, a dicotomia entre corpo e alma e uma linguagem técnica que parte da formação e dos tradicionalismos das práticas das esferas biologistas.

No texto de Gomes de Araújo na revista Lampejo de 2014, o *Dasein*, o ser-aí, é o único ente capaz de compreender a si mesmo, e essa compreensão se dá na medida em que é e em como exerce o seu existir. Ele é um ente ontológico porque traz em si o sentido de ser, e é pré-ontológico por já ter uma (pré) compreensão desse sentido, uma compreensão antes mesmo de poder teorizá-la. Para esse autor, isso é o que Heidegger (Heidegger, 2001, p. 203) chama de compreensão pré-teórica. A compreensão de si mesmo pode ser e é discutida, pois existe uma dificuldade em definir e, portanto, de compreender, o ser, confirmado por vários autores, a começar pelo próprio Heidegger.

Uma característica do ser-aí é a de que somos sempre para o mundo. No outro, é possível entender quem somos; ele nos reflete e, assim, propicia uma relação com a forma de ser deste outro (das pessoas/seres). Essa relação compreensiva do outro assemelha-se ao que outros filósofos descreveram, como Martin Buber e Emmanuel Lévinas. O primeiro, na relação eu-tu, e o segundo defende a responsabilidade pelo outro, ou seja, o acolhimento do outro é entendido como a possibilidade da ética e de o homem tornar-se realmente humano. A ética é um assunto de relevância e será abordada mais adiante.

O *Dasein*, o ser-aí, é existência. A existência homem-mundo é representada como o ser-no mundo. Somos seres viventes, humanos existenciais.

Leonardo Boff, nascido em Concórdia, Santa Catarina, em 1938, teólogo e filósofo brasileiro, ajudou na formulação e consolidação da

Teologia da Libertação; Professor emérito de teologia, filosofia e ética pela Universidade do Estado do Rio de Janeiro (UFRJ); Doutor *Honoris Causa* em Política pela Universidade de Turim, na Itália, entre outras universidades internacionais nas quais foi professor convidado, além de detentor de vários prêmios. Dedica-se a vários temas; é autor de inúmeros livros e nos presenteia com vários trabalhos sobre o cuidado tendo como base a filosofia de Heidegger. Dentre seus principais livros sobre o cuidado, citam-se o *Saber cuidar – ética do humano, compaixão pela terra* (1999), *Cuidar da terra – proteger a vida* (2010) e *El cuidado necessário* (2012). Explica o autor que ser-no-mundo não significa uma posição geográfica, e sim "uma forma de ex-istir e de co-existir, de estar presente, de navegar pela realidade e de relacionar--se com todas as coisas do mundo" (Boff, 1999, p. 92). Dessa forma, o ser humano "vai construindo seu próprio ser, sua autoconsciência e sua própria identidade" (Boff, 1999, p. 92).

Braga & Farinha (2017), na revista Abordagem Gestalt, apontam duas dimensões adotadas pelo eminente filósofo: a ôntica, que se refere ao horizonte de manifestação do ente e a ontológica, que diz respeito ao horizonte das possibilidades de ser de um ente. Ainda com a interpretação desses autores, é nos modos de ser que somos possíveis, que respondemos à tarefa de ser e, assim, cuidamos de ser, na realização de modo de ser-no-mundo. É constitutivo do ser-aí o cuidado, percebido em sua temporalidade. Roehe & Dutra (2014), em texto na Revista *Avances en Psicologia Latino Americana*, trazem uma diferença constitutiva entre as estruturações da existência – os existenciais que dizem respeito ao modo de ser do homem, ainda referindo-se também aos modos de ser não humanos. As estruturações dos demais seres são as categorias.

Entre os existenciais de Heidegger consta a compreensão, o humor, a ocupação, a descoberta, a preocupação, o falatório, a fala, a comunicação, entre outros. A linguagem é o pronunciamento da fala. A fala, no entanto, é mais ampla, por ela se escuta; a escuta inclui a escuta silenciosa, a escuta compreensiva e mais. Todos esses existenciais serão importantes constituintes ao se abordar o cuidado.

Um tema bastante esgotado por Heidegger é o da angústia. Sobre ela, pode ser trazida a questão da não existência, a morte. Ser-para-a-morte é interpretada por autores como Roehe & Dutra (2014), e é compreendida por Heidegger como o modo de ser do homem, pois o *Dasein*, o ser-aí é ser para o fim e, como sendo para a morte, morre constantemente enquanto existe. O ser-aí existe para a morte, portanto, é um ser para a morte e só na morte se completa, ou seja, em sua trajetória existencial, o ser está no devir de suas possibilidades. A finitude põe fim às possibilidades, à sua temporalidade. O ser volta ao que era, segundo Heidegger, ao nada.

A totalidade estrutural do ser do ser-aí é denominada como Cura, traduzida também como cuidado. Nos momentos constitutivos da Cura/cuidado, surge a temporalidade do modo de ser humano. Em outras palavras, antecede-se (futuro), desde onde já se está (passado) a fim de lidar com o que vem ao encontro no mundo (presente).

O *Dasein*, em seu modo de ser aberto ao mundo e em suas possibilidades, necessita cultivar o mundo. Na realização de sua existência, o ser-aí-no-mundo é convocado ao cuidado. Cuidado é traduzido do alemão *Sorge*. Esse cuidado é o modo de ser do *Dasein* e se expressa como preocupação (*Besorgen)* e como solicitude (*Fürsorgen*). O ser-aí-no-mundo com os outros é o destino do cuidar, é uma dimensão constitutiva do humano. Cura/cuidado são tratados como sinônimos, têm a mesma raiz etimológica.

Quem cuida é o cuidador, o qual, em seu verdadeiro sentido, é um ente que se relaciona com o outro que será cuidado, acolhe o outro, se preocupa com ele e busca promovê-lo – é o cuidado libertador. Em sentido contrário, existe o cuidador que, ao invés de promover o outro, libertá-lo, preocupa-se, porém substitui suas possibilidades e toma o controle, impedindo que o outro adquira capacidade e autonomia para cuidar de si. O primeiro caso se denomina cuidado autêntico e, o segundo, cuidado inautêntico.

Nesse momento, creio que podemos passar a discutir o cuidado, fenômeno ontológico-existencial básico, uma constituição sempre subjacente à existência humana. Boff complementa parafraseando outro filósofo brasileiro, Emmanuel Carneiro Leão: "Toda obra do homem somente é humana na medida em que sabe cuidar do humano do homem. Por isso o humano está sempre por vir, pois é uma tarefa inacabada" (Boff, 2012, p. 34, tradução livre). Em outras palavras, o ser humano é um ser inacabado, incompleto. Portanto, a questão acerca do que é o ser humano é uma pergunta que não se esgota.

3

Cuidado (*Sorge*)

Este tema é iniciado citando uma das acepções pelas quais Boff entende o conceito de cuidado referindo-se: "O cuidado é todo o tipo de preocupação, inquietude, desassossego, desconforto, estresse, temor e inclusive medo que pode atingir as pessoas ou realidades com as quais estamos envolvidas afetivamente, e que por isso mesmo são preciosas" (Boff, 2012, p. 23).

Para esse filósofo, o cuidado é uma atitude derivada da natureza do ser humano e inclui solicitude, atenção, diligência e zelo. Ao se relacionar com o outro que passa a ter importância, o cuidado se amplia, significando preocupação. A preocupação demonstrada pela necessidade do outro demanda uma ação no sentido de ajudar, de satisfazer a sua necessidade. Ocorre como um impulso, uma compulsão, um movimento que o ser-aí, o "cuidador" realiza no sentido de fazer algo pelo outro. Esse movimento, essa atitude, reflete compromisso e responsabilidade para com o outro que convoca ao cuidado (Waldow, 2009).

Luigina Mortari, doutora e professora da Universidade de Verona, na Itália, tem como foco a filosofia da educação, pesquisa qualitativa e filosofia e prática do cuidado, entre outros interesses. Segundo ela, uma das definições de cuidado é algo simples e essencial, que emerge de uma fenomenologia e que, metodicamente, procura o essencial, o simples da experiência cotidiana: "cuidar é tornar-se responsável por algo ou alguém, preocupar-se, empenhar-se, dedicar-se a alguma coisa" (Mortari, 2018, p. 11).

Em outro segmento, Mortari afirma que o cuidado "é a resposta à condição do ser que caminha em direção a alguma coisa, em direção ao atualizar-se de alguma das suas próprias potencialidades". Segundo ela, existir responde ao apelo para concretizar as possibilidades do ser-aí, e tal concretização se realiza pelo cuidado.

O cuidado da existência, atualizando o próprio poder ser possível, favorece, assim, uma abertura à transcendência. O cuidar da existência principia no cuidado de si mesmo e cuja essência exprime o cuidar da alma. Concordando com outros filósofos, tais como Boff, viver, para o ser humano, é sempre conviver; sozinho, o ser não consegue realizar plenamente sua existência, ou seja, perfaz o ser-com, o ser-aí com os outros. A relação com o outro se torna fundamental.

Como coloca Mortari em um resumo de alguns itens de seu discurso, "se o cuidado se qualifica como fenômeno ontológico substancial do ser-aí e se o ser-aí é intimamente relacional, pois o ser-com-outros é a essência íntima do humano, então o cuidar do ser-aí é uma coisa só com o cuidar do ser-aí-com e, portanto, com o cuidar dos outros" (Mortari, 2018, p. 50) e complementa que somos aí eu com-outros. O cuidado como atenção pelo outro, como solicitude a favorecer o bem-estar do outro, é condição fundamental e necessária para um bem viver.

Torna-se fácil compreender a opção de uma linha da Psicologia em adotar a *Daseinsanalyse*, pois o cuidado é necessário ao viver, ao existir, em lidar com a transcendência e nutrir o ser-aí de sentido; o cuidar de si, de reparar o físico como o espírito; cuidar da alma, cuidar da relação com os outros, aprender a conviver, aprender e respeitar as individualidades, seus limites e estar pronto para o encontro com o outro – a intersubjetividade.

Segundo a Associação Internacional de *Daseinsanalyse*, esse campo busca o sentido da existência de cada ser humano em sua individualidade e experiência pessoal; o foco da terapia baseia-se na compreensão de como o fenômeno da existência humana se mostra a si e em sua aceitação de quem é o que é e como é (Roehe; Dutra, 2014).

As proposições contidas na criação dessa analítica parte do princípio de que o problema da saúde não se restringe aos limites do corpo humano, principalmente considerando que o ser-aí é um ser-com, um ser-no-mundo. A psicologia, lembrando, se caracteriza por um discurso avesso ao modelo biomédico. Há uma crítica à abordagem materialista, biomecânica do processo saúde-doença, sendo que a linha fenomenológico-existencialista de Heidegger prioriza o ser-aí nos aspectos relacionais, além dos contextuais.

Em diversos parágrafos, ao privilegiar vários autores, pode ser observada a menção aos existenciais de Heidegger: a solicitude, a preocupação, a transcendência. Em relação aos existenciais, são características que constituem o *Dasein*. Além dos já mencionados, acrescenta-se a angústia, a finitude, a corporalidade, a temporalidade, a afetividade, a espacialidade, o próprio cuidado, a compreensão, a culpa, a abertura. O ser-aí precisa estar aberto ao mundo, ao ser-com, ao seu poder ser, às suas possibilidades – leve e livre para desvelar o ser. É o ex-istir, que significa existir para fora de si mesmo, projetado para fora de si mesmo

O *Dasein*/ser-aí se encontra envolvido no mundo, é interessado em função de outra estrutura existencial, a disposição afetiva. Esta é referida como a condição ontológica de manifestações ônticas, como o humor, que significa como um ser/ente/alguém/pessoa está, ou seja, como vai ou como se encontra. As coisas do mundo, os outros e o próprio ser fazem diferença para o ser-aí. Portanto, o ser/ente é afetado pelo mundo; a importância, o interesse e até mesmo o desinteresse são modos de ser afetados pelo mundo. Ao sentir-se afetado, o ser humano sente ansiedade, medo, alegria e, segundo as disposições afetivas – como a compreensão, a aceitação, a empatia e a solidariedade –, há uma resposta em relação ao que e a quem desperta esses sentimentos.

O cuidar, como se percebe, é uma ação que ocorre sempre na presença do outro, é uma relação interpessoal, um encontro de subjetividades. Cuidar de alguém é estar-com, de uma maneira muito singular e, como aponta Torralba, além de estar-com, é ser-com. Inclui, segundo o autor, aprender a ser com alguém. Esse cuidar de alguém é ajudar, promover, atualizar. Ajudar alguém a crescer, a buscar suas possibilidades, a se realizar de acordo com suas próprias potencialidades em sua singularidade, vontade e coragem.

Um aspecto importante ao discutir o cuidado é a vulnerabilidade. Francesc Torralba se debruça bastante sobre essa condição (1998; 2002). O ser humano é um ser vulnerável e o é em várias dimensões de sua existencialidade. É vulnerável quanto a seu aspecto físico – sujeito à dor, à doença, à velhice, e à finitude; é vulnerável quanto a seu aspecto psicológico – sujeito a problemas mentais, sentimentos depreciativos e negativos que podem ameaçar a vida; vulnerável quanto a seu aspecto sociológico – suscetível a tensões, calamidades sociais, exclusão, violência, preconceitos; e, por fim, vulnerável quanto a seu aspecto espiritual – sujeito a conflitos religiosos, morais e éticos. Segundo o pensamento desse filósofo, é a vulnerabilidade do ser que convoca o cuidado: "somente quem é consciente da vulnerabilidade de seu próximo pode cuidá-lo" (Torralba, 2009, p. 132). Portanto, como ser vulnerável, quem cuida também necessita ser cuidado.

Mortari tematiza a condicionalidade do ser-aí, pois, como seres humanos relacionais, nos tornamos dependentes dos outros e "nesse depender-de-outro-diverso-de-si está a vulnerabilidade própria do ser humano". A dependência dos outros pode incorrer em uma reciprocidade de poder, de si sobre os outros e dos outros sobre si: "a relação com o outro nos alimenta de ser, mas, ao mesmo tempo, nos limita" (Mortari, 2018, p. 51-52).

4

A ética no contexto do cuidado

Um aspecto inerente ao cuidado diz respeito ao seu núcleo ético e, assim, inicio com o formador desta questão: Alberto Brum de Souza, gaúcho de Tupanciretã, professor, escritor de inúmeros livros, muitos dos quais tratam da ética. Com formação em filosofia, Brum de Souza concentra interesses em ética, filosofias orientais e filosofia da educação.

Brum postula que "viver de forma ética e praticar virtudes não devem ser uma obrigatoriedade, mas, sim, uma escolha livre, uma atitude natural buscando o bem e a felicidade" (Brum, 2020, p. 15). Na Grécia Antiga, havia um grande destaque ao tema das virtudes éticas, assim como em algumas culturas, como a indiana. Brum menciona autores como Schopenhauer, Dussel e Lévinas, aproximando-os entre si, pois privilegiam um retorno à ética das virtudes e à ética da compaixão e uma sensibilidade para com o Outro, também um ponto em comum.

Existe uma confusão entre ética e moral. A moral se apoia em uma reflexão sobre os fundamentos morais e se caracteriza por um conjunto de regras que se refletem no comportamento das pessoas. Como a moral se caracteriza por regras sociais, ela se altera em função da mudança dos valores vigentes.

Brum aponta que a ética deve estar presente na nossa existência; é uma postura relacionada a princípios gerais e universais presentes na consciência das pessoas; é sempre o resultado de uma livre-escolha que se dá após "compreender que existem princípios que sugerem certa postura de vida". Continua afirmando que "O ser ou não ser ético é o resultado de algo que passa pela reflexão e torna-se uma ação externa" (Brum, 2020, p. 25-26).

Uma questão que considero interessante no que concerne ao cuidado diz respeito a um dilema moral, que usualmente afeta a população feminina. Por exemplo, na área da saúde, a enfermagem se caracteriza como uma profissão eminentemente feminina. Nesta área, ocorrem importantes conflitos morais e éticos.

A questão feminina é colocada por Carol Gilligan, psicóloga feminista, filósofa aposentada pela Universidade de Harvard; alcançou notoriedade com seu livro *In a different voice* (1982). É autora de diversos outros livros e tem uma publicação derivada do evento Conferências Josep Egozcue intitulada *La ética de los cuidados*, de 2013.

Gilligan, em seu trabalho de pesquisa, se opõe ao que as teorias tradicionais de desenvolvimento moral defendem e ao que considera que acaba por silenciar a posição moral das mulheres – a "voz feminina", em contraste com a "voz masculina". Critica e adota posição contrária ao trabalho de seu mestre Lawrence Kohlberg, que postulava em suas pesquisas que as mulheres teriam um grau de desenvolvimento moral mais baixo do que o dos homens e que elas procuram agradar as pessoas, principalmente as mais próximas. A visão de seu mestre centrava-se na visão moral masculina com foco em regras, direitos e tinha como base a noção de justiça; a população pesquisada era, inclusive, em sua maioria, composta pelo componente masculino. Outras concepções valorizadas pela visão feminina como empatia, sentimentos e relações, consideradas importantes para a moralidade, foram menosprezadas.

A moralidade feminina, no trabalho de Gilligan, privilegia as questões relacionais, o cuidado, os sentimentos de proteção, e dava menos importância a questões mais abstratas, como princípios universais e justiça imparcial. A autora defende uma ética de cuidado e sugere uma complementariedade entre essa ética de caráter feminino e a ética de princípios de caráter masculino.

Mulheres, em geral, apresentam dificuldade em julgar e analisar questões éticas e morais, já que relevam vários elementos que envolvem o indivíduo como um ser integral, examinando todas as questões envolvidas em sua historicidade.

Outra representante desse assunto é Nel Noddings, filósofa, feminista, educadora e defensora de uma ética do cuidado sob uma visão feminina. Publicou vários trabalhos relacionados ao tema e um dos mais conhecidos, *Caring, a feminine approach to ethics and education* (1984), traduzido para vários idiomas, entre eles o português. Essa autora também se posiciona em defesa dos sentimentos e do envolvimento como fundamentos da moralidade. Em relação à ética, ela sustenta o cuidado ético e, além disso, que este ocorre como uma derivação do cuidado natural, cujas principais bases são as próprias relações.

Para Noddings, "o cuidado e o importar-se com" em suas diferentes manifestações, constituiriam um fenômeno. A obrigação moral para Noddings é entendida de forma mais ampla quando se projeta o potencial de estabelecimento ou crescimento de relações. A obrigação moral sob a ótica do cuidar, no que se refere àqueles "mais distantes" ou mesmo desconhecidos, envolveria o reconhecimento dos seres como semelhantes a nós no que concerne a dar e receber cuidado. Essa obrigação, aponta Juliana Missagia (2020), não ocorre de forma igualitária, e sim por graus, ou seja, é evidente que quanto maior a proximidade, maior a obrigação moral do relacionamento. Críticas, por óbvio, foram direcionadas às teorias das duas autoras, Gilligan e Noddings, sobretudo em relação à ausência de problematização de questões como gênero, raça, contexto social, político e cultural.

Outro fator marcante para Missagia (2020) diz respeito a uma análise do cuidado como trabalho, principalmente do trabalho feminino e, amiúde, não remunerado. Como integrante do universo feminino e trabalhadora de enfermagem e em conformidade às críticas de Missagia em relação aos trabalhos de Gilligan e Noddings, seria oportuno perguntar se o elemento masculino na enfermagem teria um desempenho – obrigação moral em seu cotidiano de cuidador, diferente do das cuidadoras. Penso que poderia ser uma questão para pesquisa. Missagia (2020) em suas formulações e objeções ao trabalho das duas autoras, afirma que o que foi convencionado como "ética do cuidado" varia conforme a autoria e as bases epistemológicas que a fundamentam. Os trabalhos de várias filósofas, psicólogas, educadoras e enfermeiras datam de algumas décadas e refletem uma posição que tem sido atualizada e aprofundada, mas, decerto, a ética do cuidado continua com forte fundamentação desse grupo e não há dúvidas de que existe um componente histórico feminino acoplado ao cuidado que não pode ser desmerecido.

A ética, como um componente existencial, é um elemento fundamental na área da saúde e Torralba (1998) privilegia o cuidar como um dos existenciais que constitui a essência do humano. Ao referir a ação humana de cuidar de alguém, essa ação adquire o atributo de belo (no sentido estético) e de bem (ética). A ação ética apresenta atitudes e comportamentos que caracterizam a responsabilidade, o compromisso, a solidariedade e a justiça. O bem não trata somente de sentimentos ou emoções, trata-se, na verdade, de uma profunda reflexão e análise, um discurso formal, racional e sistemático, da retidão das ações humanas.

Como pode ser observado, vários elementos existenciais sobre a ética do cuidado têm representatividade em autores como Heidegger (2001); Boff (2001b; 2002a; 2004; 2012), Mortari (2018), Torralba (1998, 2002; 2009) e, na ética em geral, para filósofos como Brum (2020), Lévinas (*apud* Brum, 2020), 1988 e Schopenhauer (*apud*

Brum, 2020). São elementos presentes em todos eles: moral, ética, responsabilidade, compaixão, compromisso, presença, estar-com-o-outro, escutar, compreender, ser com o outro, sentir com o outro, generosidade, solicitude etc., e que serão vistos novamente no tópico do cuidado na enfermagem.

Schopenhauer, conforme mencionado em Brum (2020), enfatiza a compaixão como fundamento para a ação ética. Essa atitude nasce de sua busca ao procurar as causas das dores humanas e considerar o egoísmo como fator fundamental dos tormentos da existência, pois é o centro de muitas desgraças. O autor também afirma que o ente que não conhece a compaixão está fora da humanidade (Schopenhauer, 1958, p. 105 *apud* Brum, 2020, p. 138). Schopenhauer é um dos poucos filósofos que amplia a sua visão acerca da compaixão aos animais não humanos. É uma visão bastante humanitária e holística que expressa o significado da vida universal, o todo, presente em todas as coisas e em todos os seres. Em relação a esse assunto, Noddings, em sua obra de 2003, dedica um capítulo que trata do cuidado em seres não humanos com o título "O cuidado de animais, plantas, coisas e ideias".

Na opinião de Schopenhauer, pregar a moral é uma tarefa fácil, porém fundamentá-la é uma tarefa bem difícil. Em outro momento, o autor enfatiza a importância de ter uma identificação com o Outro, ou seja, alegrar-se com o seu bem-estar e sofrer em seus mal-estares; é um estar com o Outro e sentir com o Outro.

Já Lévinas (1988) oferece sua contribuição filosófica ao enfatizar a ética no âmbito do discurso, isto é, da "filosofia primeira", cujo principal fundamento reside na revelação do rosto, de modo que se desvela a ética do rosto, do Outro, do Infinito e da dimensão divina. O acolhimento do Outro é a possibilidade da ética e de o homem tornar-se realmente humano. Interessante lembrar que, para Heidegger, é o cuidado que faz o ser, humano, mas como releva o ser-aí-com, ou seja, um ser em relação, ambos os autores se aproximam. Lévinas defende o acolhimento do Outro, da sensibilidade ao rosto e na responsabilidade com o Outro. Mortari conjuga esse pensamento de Lévinas e de Heidegger:

> Ser responsável significa responder ativamente à necessidade do outro, com dedicação e solicitude. Assumir a responsabilidade de cuidar de outra pessoa significa ser disponível a fazer o que for necessário e possível para o bem-estar do outro (Mortari, 2018, p. 36).

Assim como outros filósofos já mencionados e como os estudiosos do cuidar pontuam, o cuidado na sua essência é ético, pois se orienta pelo Bem tendo em vista promover o bem-estar do outro, de si e da vida. Adiantando um pouco esse tema, considero o cuidado a ética da enfermagem, pois seu fazer e ser profissional se fundamentam no cuidado (Waldow, 1998; 2012).

Boff (2012) e Waldow (2012) apresentam algumas crenças em comum e relevam o cuidar de si, do outro e do planeta Terra ou, como diz o primeiro, de "nossa casa comum", a nossa Mãe Terra. Além disso, confessam a característica do equilíbrio corpo-mente-espírito e, agora, a natureza. A essência do cuidado é ética (Boff, 2012) e, na enfermagem, o cuidado é a essência da profissão e sua ética (Waldow, 2012).

Sister Simone Roach, em seu livro *The human act of caring*[3] (1992), traz a consciência como um estado de conhecimento moral, uma forma personalizada da pessoa moralmente sensível a valores. Para ela, o cuidado é a fundação moral da consciência; cuidar é o lócus da ética profissional. Em termos específicos, ressalta que cuidar é viver no contexto de responsabilidades relacionais, incluídas, aí, a responsabilidade para com o *self* e para com o outro. Meu entendimento, embora sem grandes compreensões filosóficas, sempre foi, desde que iniciei meus estudos sobre o cuidar, de que o cuidado era a ética da enfermagem, pois envolve um comprometimento responsável com o

3 O ato humano de cuidar.

bem-estar do outro, além do próprio bem-estar. Esse cuidar se estende do outro para a coletividade, para a sociedade, para a população mundial, para o ambiente, para o planeta e para todos os seres que nele vivem, habitantes da nossa Terra.

Encontrei alguns exemplos do cuidar em uma psicóloga gaúcha que trabalhou como voluntária na organização humanitária Médicos Sem Fronteiras. (MSF)[4] . Débora Noal nasceu em 1981 em Santa Maria, Rio Grande do Sul. Após seu trabalho com a MSF, com a qual mantém vínculo, realizou mestrado e doutorado em Processos do Desenvolvimento Humano e Saúde na Universidade de Brasília (UnB). Pós-doutorado em Saúde Pública pela Fiocruz/RJ, seu trabalho é voltado ao cuidado da saúde de populações e trabalhadores que vivenciam desastres naturais e humanos. Trabalhou em projetos nacionais e internacionais em diferentes países. Membro da OPS, membro efetivo da Comissão Nacional de Psicologia nas Emergências e Desastres do Conselho Federal de Psicologia, entre várias outras comissões, projetos e consultorias.

Débora Noal, com muita sabedoria, em seu livro *O humano do mundo: diário de uma psicóloga sem fronteiras*, traz sua experiência de cuidado com os outros, destacando o que na enfermagem fora aqui enfatizado: "é preciso se cuidar para poder cuidar de outros" (Noal, 2017, p. 161). Sua experiência de cuidado, para mim, traz em sua narrativa pensamentos e questionamentos em relação ao cuidado e ao que é ser humano. Em minha leitura, percebi na autora uma notável cuidadora e uma pessoa extremamente sensível e preocupada com o sofrimento e a miséria humana. Segundo ela, a ajuda humanitária não se limita ao escutar ou ao confortar. Na verdade, ela reside no tocar e no oferecer afeto.

---

4 Débora Noal recebeu o prêmio João Canuto concedido a pessoas que, de alguma maneira, contribuíram para a luta pelos direitos humanos e, no ano de 2013, recebeu a Medalha Sérgio Vieira de Mello pelos "serviços de excepcional relevância na área de assistência humanitária" (Noal, 2017, orelha).

Para Noal, o maior desafio foi o de reconstruir os membros de criancinhas entre dois a três anos de idade que foram dilaceradas por crimes sexuais; as diversas e frequentes perdas de familiares, casas, empregos; pessoas vítimas de terremotos, erupção de vulcões, furacões, chacinas e, em dado momento, o deslumbramento de um parto; no sorriso de uma criança tão desprovida de tudo; o sentimento de contribuir com a construção de um centro de urgência; na reabilitação de algum paciente, colocando, por exemplo, um quadro com o número do leito dos pacientes e um espaço para seu nome, em suas palavras, "exercitamos um pouco mais a dignidade de ser uma pessoa e não um número" (p. 90) e de que a preocupação com "a ambiência de um lugar também é um modo de cuidar"; que "cuidado não é *expertise* de nenhuma profissão" (Noal, 2017, p. 135).

Permeia, em toda sua narrativa, o exercício da compaixão, da compreensão e do reconhecimento do outro ser, a gratificação em ajudar e participar de pequenas alegrias e gestos, ouvir vozes antes silenciadas pela doença ou pela tortura, assistir reencontros. No meio de toda a tragédia e da sordidez, estar presente é apaziguar, compartilhando aflições, estabelecendo confiança, "estar perto em uma hora de sofrimento é minha forma de dizer que eles não estão sós" (Noal, 2017, p. 134).

Noal também passa pela experiência de ser paciente durante sua missão e refere a sua vulnerabilidade, sentindo-se desprotegida e carente, sem entender a linguagem das pessoas ao seu redor e da atitude médica "desprovida de afetividade" e, em outro momento, como paciente, visto ter se sentido "humilhada e agredida pelo serviço que deveria cuidar não das doenças, mas das pessoas adoecidas" (Noal, 2017, p. 219). Ademais,

> na hora do cuidado face a face, acredito que não exista nada mais importante do que sentir a pessoa com os cinco sentidos, deixando que a técnica se expresse através deles... uso a técnica mais utilizada na hu-

> manidade, a técnica dos cinco sentidos: escutar, ver, sentir o cheiro, tocar quando lhe é permitido, sentindo o gosto da humanidade (Noal, 2017, p. 227).

A cada nova descoberta, Noal percebe sua própria ignorância e que os anos de estudo em psicologia pouco facilitaram para "o entendimento deste universo singular que é o humano do mundo" (Noal, 2017, p. 116) e que, ao sair de si mesma, "encontra o universo que há no Outro" (Noal, 2017, p. 96).

Dos lugares onde esteve, a partir de suas experiências, conclui que "a pior tragédia de todas é a falta de compaixão humana" (Noal, 2017, p. 202), que "o afeto e o cuidado são uma das soluções para fazer o mundo arrancar o véu da guerra e da intolerância" (Noal, 2017, p. 203). Ademais, cabe destacar outro pensamento da autora:

> Gosto desse cuidar despretensioso de quem oferta antes de qualquer tecnologia, afeto e técnica. Nesse modo de produzir cuidado, é imprescindível antes de tudo se mostrar humano, falar também de seus medos e desejos. Se lançar ao encontro com o outro é ouvir com outros órgãos e se deixar sentir o outro antes de tudo. Como parte da metodologia, vou escutando meu sentimento no ato do encontro e vou seguindo esta trilha que tem muitas facetas (Noal, 2017, p. 176).

Considero o livro de Débora Noal uma joia, uma lição de aprendizagem, do exercício de uma ética de cuidado, de coragem, respeito e reconhecimento pelo Outro, de humanidade, de sensibilidade, ou seja, vários atributos essenciais do cuidar estão despretensiosamente presentes em toda a narrativa de sua experiência como psicóloga voluntária na organização Médicos Sem Fronteiras (MSF).

Parte II

O cuidado na enfermagem

5

Principais ícones sobre o tema na enfermagem internacional

Passo, agora, a escrever a respeito do cuidado em sua dimensão filosófica que foi iniciada pelas enfermeiras americanas que, primeiramente, se debruçaram nos textos que Milton Mayeroff (1925-1979) escreveu acerca do tema. Escreveu um livro *On caring* (1990) que obteve muita receptividade e foi traduzido inclusive para o chinês, pelo que consta em informações em sua sucinta biografia; em português, foi traduzido como *A arte de servir ao próximo para servir a si mesmo*. Além disto, um ensaio acerca de Sartre e vários pensamentos extraídos de seu texto circulam em documentos e podem ser encontrados na internet e em livros a respeito do autor.

Com o passar do tempo, as interpretações tornaram-se mais complexas, enriquecendo o trabalho acerca do cuidado que foi abraçado pela enfermagem e motivo de teorias, pesquisas, textos e eventos. Martin Heidegger passa a fazer parte de um rico movimento da profissão, que aprofunda e busca origens e conhecimento, trazendo, assim, o cuidado como o centro, a essência da enfermagem.

Iniciaram-se trabalhos acerca do tema por volta de 1960, os quais passaram a ser divulgados nas décadas de 1970 e 1980, mas ganharam repercussão sobretudo na década de 1990. Eventos, congressos, seminários são realizados e o principal evento era o National Research Care Conference, liderado por um grupo de enfermeiras comprometidas com esta abordagem cuja líder foi uma enfermeira chamada Madeleine Leininger. Mais tarde, o evento foi renomeado e ampliado para *International Association for Human Caring Research Conference.*

Nascida em Nebrasca, Estados Unidos, em 1925, Madeleine Leininger faleceu em 2012. Fez curso de enfermagem, biologia e, ao trabalhar como enfermeira, sentiu necessidade de se aprofundar em estudos culturais. Realizou seu curso de doutorado em antropologia reunindo, assim, ambas as disciplinas em um vasto trabalho que culminou com seu trabalho *Cultural Care Diversity and Universality*, publicado em 1965 e atualizado nos anos subsequentes; mais tarde, desenvolveu um método de pesquisa, a *Ethnonursing*. Em 1966, ofereceu o primeiro curso de enfermagem transcultural. Seus trabalhos, livros e artigos publicados são inumeráveis, assim como conferências e palestras. Seu livro *Culture Care Diversity & Universality: a theory of nursing* (1991) traz toda a sua jornada até o desenvolvimento de sua teoria e de trabalhos realizados por discípulas e colegas que a utilizaram e realizaram pesquisas acerca do cuidado Transcultural por meio de seu método etnográfico para a enfermagem. Dona de um currículo vasto e invejável, alcançou notoriedade nacional e internacional.

É inegável que tenha se destacado por ser uma ferrenha defensora do cuidado; perseguia o desenvolvimento do conhecimento na enfermagem e, segundo sua crença e reconhecimento de uma tradição multicultural dos Estados Unidos, buscaram estabelecer um novo campo, a enfermagem transcultural. De acordo com Leininger, a enfermagem mantinha-se fortemente dedicada a conteúdos biofísicos e psicológicos, com predominância dos primeiros, ou seja, dos conteúdos técnicos oriundos de uma herança biologista transmitidos pela medicina. Em sua opinião, não havia uma consciência da comunidade de enfermagem a respeito de como a cultura poderia influenciar a prática do cuidado na enfermagem.

O uso do conhecimento médico denominado "cuidado de enfermagem" (sobretudo, no Brasil, denominado de assistência de enfermagem) era o que legitimava a enfermagem de acordo com a teórica.

Para o desenvolvimento de sua teoria, Leininger utilizou construtos culturais selecionados de uma perspectiva antropológica, assim como construtos de uma perspectiva da enfermagem. Quando percebeu que todas as culturas tinham formas, padrões, expressões e estruturas de cuidar, também percebeu que estas auxiliavam a conhecer, explicar e, inclusive, predizer a posição de bem-estar, saúde e doença que caracterizavam as culturas. Reforçava que os aspectos antropológicos utilizados em sua teoria não haviam sido emprestados da antropologia, mas desenvolvidos de uma nova maneira e conceitualizados conforme novas perspectivas na enfermagem de uma perspectiva humanista e sob a ótica do que deveria constituir um cuidado científico para a enfermagem.

Desenvolveu várias definições em sua teoria, tais como cuidado humanístico e enfermagem científica; com sua teoria, afirmava que poderia ajudar a estabelecer a natureza, a essência, os significados, as expressões e as formas de cuidar ou do cuidado humano, constituindo, assim, um significativo corpo de conhecimento para a enfermagem. Desenvolveu duas definições: o cuidado genérico e o cuidado profissional de enfermagem.

Paralelamente, desenvolveu uma definição de cuidado como substantivo, referindo-se a

> um abstrato e concreto fenômeno, relacionado a assistir, apoiar ou facilitar experiências ou comportamentos direcionados a outros com necessidades evidentes ou prováveis de forma a promover ou melhorar a condição humana ou estilo de vida (Leininger, 1991, p. 46).

Já o cuidar como verbo, referia-se a

> ações e atividades direcionadas a assistir, apoiar ou capacitar outro indivíduo ou grupo com evidentes

> ou prováveis necessidades, de forma a promover ou melhorar a condição humana ou estilo de vida, ou a enfrentar a morte (Leininger, 1991, p. 46).

Acredito ser importante trazer algumas outras definições que ajudam a entender melhor as proposições teóricas de Leininger, tais quais o cuidado cultural, o cuidado genérico e o cuidado profissional e sua posição em relação à saúde.

O cuidado cultural é definido como

> os valores, crenças e padrões nos estilos de vida subjetiva e objetivamente aprendidos e transmitidos e que assistem, apoiam, facilitam ou capacitam outro indivíduo ou grupo de forma a manter o bem-estar, a saúde, melhorar a condição humana bem como ajudar a lidar com a doença, incapacidades ou a morte (Leininger, 1991, p. 47).

Leininger define cuidado genérico como

> culturalmente aprendido e transmitido ao povo de forma geral, tradicionalmente através das gerações, dos povos indígenas e demonstrados através de conhecimento e habilidades usadas para prover assistência, apoio, capacidades, facilitando atos (ou fenômenos) em direção a outro indivíduo, grupo ou instituição que apresentam evidentes ou possíveis necessidades de forma a desenvolver ou melhorar a condição de saúde humana (ou bem-estar), incapacidade, estilo de vida ou enfrentar a morte (Leininger, 1991, p. 38).

Por cuidado profissional de enfermagem, a autora se refere ao aprendizado formal e cognitivo

> do cuidado profissional em seu conhecimento e habilidades práticas obtidas através de instituições educacionais com o objetivo de prover ações assistenciais, de apoio, capacitando ou facilitando que outro indivíduo ou grupo melhore sua condição humana de saúde

> (ou bem-estar), incapacidade, estilo de vida ou para trabalhar com clientes em fase terminal (Leininger, 1991, p. 38).

A saúde, para Leininger, é definida como

> um estado de bem-estar que é culturalmente definido, valorizado e praticado e que reflete a habilidade do indivíduo (ou grupos) em desempenhar suas atividades diárias em conformidade com as expressões culturais, comportamentos benéficos e com o estilo de vida (Leininger, 1991, p. 48).

Para a prática, Leininger (1991) desenvolveu o modelo denominado de Modelo de Sol Nascente representado em sua teoria da diversidade e universalidade do cuidado cultural. Apresenta três principais modalidades para guiar a enfermagem em suas avaliações, decisões ou ações de forma a prover um "cuidado cultural congruente" cujos três modos são: a preservação e/ou manutenção do cuidado cultural; a acomodação ou negociação do cuidado cultural e o cuidado cultural repadronizado ou reestruturado (Leininger, 1991, p. 41 e fig. 1, p. 43).

Os achados das pesquisas entre 1960 e 1991 foram encontrados em aproximadamente 54 culturas. Os construtos de cuidado derivados destas pesquisas – significados de "cuidar", "cuidado" e "modos de agir" – lideradas por Leininger neste período perfizeram uma lista de 175 construtos. O cuidado ou cuidar que significam modos de ação, derivados de suas pesquisas, foram, de forma semelhante, encontrados por outras diversas pesquisadoras que seguiram seus preceitos e utilizaram seu método de pesquisa em diferentes culturas. Entre os construtos que considero mais importantes, vários deles destacados por filósofas enfermeiras, são: ajudar, aceitação, apoio, afeição, capacitar, compaixão, consideração, cooperação, comprometimento, confiança, disponibilidade, expressar sentimentos, envolvimento, generosidade, ouvir, orar, paciência, preocupação, presença (estar com) etc.

Finalizando as informações sobre a teórica, ela mantinha como mote que "cuidado é a essência da enfermagem e o central dominante e unificador foco da profissão" (Leininger, 1991, p. 35, tradução livre).

O *Ethnonursing*, o método de pesquisa criado por Leininger para estudar os fenômenos culturais, consistiu, como a própria teorista declarava, em um novo passo, radical e corajoso. Foi o primeiro método de pesquisa criado na enfermagem e que foi desenvolvido principalmente como um método essencial para estudar uma teoria de enfermagem. Seu desenho foi concebido no sentido de elucidar aspectos complexos até então desconhecidos na enfermagem, em especial sob a ótica das pessoas acerca de sua saúde e de seu bem-estar, das influências ambientais e, sobretudo, do cuidado, suas maneiras e estilos de vida e em como o cuidar tinha espaço em suas vidas.

Expressões de cuidado, significados, padrões, funções e estrutura do cuidado humano puderam ser desvelados. Apontou-se que, ao invés dos característicos métodos de pesquisa centrados no pesquisador e em sua perspectiva, o seu método deveria ser centrado, em seu ver, na perspectiva das pessoas ou dos clientes. Para Leininger:

> o objetivo final de uma profissional de enfermagem, cientista e humanista é descobrir, conhecer e usar conhecimento criativo e culturalmente embasado em cuidado em seus plenos significados, expressões, símbolos e funções para o *Healing* (restaurar), promover ou manter o bem-estar (ou saúde) com as pessoas de diversas culturas no mundo. (Leininger, 1991, p. 73)

Outro importante ícone do cuidado, que ainda atua e é estadunidense, é Jean Watson. Nascida em 1940, na Virginia, Estados Unidos, formou-se em enfermagem em 1961; mudou-se e estabeleceu-se no Colorado, onde fundou o Centro para o Cuidado Humano. Conforme sua narrativa e biografia, observou um distanciamento do aspecto humano da enfermagem e, em decorrência disto, iniciou seus estudos em direção a construção de sua teoria do cuidado humano.

Seus estudos de pós-graduação incluíram saúde mental e psiquiatria, bem como mestrado em psicologia da educação e assistência e depois seu doutorado, também no Colorado.

Jean Watson criou sua teoria entre 1975 e 1979 buscando distinguir a ciência de enfermagem de modo apartado da ciência médica. Foi publicada em 1985 a obra *Human caring and human Science: a theory of nursing*, relançada em 1988, e em anos posteriores remodelou e atualizou sua teoria, também publicadas, assim como conta com publicações de trabalhos e artigos, cursos e conferências ao redor do mundo onde seus ensinamentos têm sido amplamente utilizados.

Em sua teoria, argumenta que o principal enfoque da enfermagem está nos "fatores de cuidado" que derivam da perspectiva humanística combinados com a base de conhecimentos científicos. Em seu ver, uma base em artes liberais contribui para expandir a visão de mundo da enfermagem e ao desenvolvimento do pensamento crítico. Estes, segundo a teorista, são elementos necessários à ciência do cuidado, tendo como foco principal a promoção da saúde ao invés da cura da doença.

Watson usa a expressão *carative factors* ao invés do termo *curative* de forma que distinga a enfermagem da medicina. Há quem coloque a tradução como fatores de cura ou cuidativos. Prefiro a expressão "fatores de cuidado", até porque este termo, *carative*, não existe em português, tampouco no *Roget's international thesaurus* (1992). Na internet circulam, mais recentemente, estes termos. No entanto, a tradução seria cura ou curativo. Pela evolução da teoria de Watson e pelo seu discurso humanista e cada vez mais espiritualizado, talvez o termo "*healing*" poderia ser uma opção viável. Em trabalho de Tonin *et al.* (2020), a expressão *carative factors* foi, também, traduzida como fatores de cuidado.

A teoria original foi organizada em 10 fatores de cuidado (*carative factors*) que constituem a base fundamental tanto filosófica quanto ética de sua teoria transpessoal. A teoria de Watson evoluiu desde sua primeira publicação de *Nursing: the philosophy and science of caring* em 1979. Seus trabalhos posteriores constituem não só uma atualização evolutiva, mas uma visão paradigmática diferenciada e, em seu quarto livro, *Postmodern nursing and beyond*, a autora afirma que fundamenta o paradigma profissional na ontologia das relações e em uma ontologia de fundamentação ética. Este paradigma focaliza a unidade mente-corpo-espírito-campo. Aspectos espirituais e energéticos de uma consciência de cuidado, intencionalidade, presença humana e evolução interior pessoal, ou seja, seu pensamento, se afirmam em uma dimensão sagrada explicitada por uma experiência do viver humano como um fenômeno espiritual e de dimensões filosóficas, éticas e morais considerando o todo um mistério. Conclui-se, portanto, que somos, habitamos o mistério.

Fala-se do transcendente, daquilo que está além (o *beyond* de seu quarto livro), além do estado material, que pertence ao mundo espiritual. Popularmente a transcendência do eu temporal, significa alcançar um nível de consciência superior ou outra dimensão desconhecida. Um importante aspecto em sua teoria é a transpessoalidade, ou seja, o cuidado transpessoal conotando um tipo de relação, uma forte conexão em que a enfermeira, por exemplo, entra na experiência da outra pessoa e vice-versa. Esta união com o outro favorece o preenchimento espiritual da pessoa, transcende o físico. Um momento de cuidado transcende tempo e espaço e continua como parte de um amplo e complexo padrão de vida de ambos, paciente e enfermeira(o), envolvidos em um campo fenomênico. Portanto, utiliza plenamente o *self*, as faculdades de conhecimento, criatividade, instintos, intuição, ética, tecnologia, habilidades, empiricismo, ética, conhecimento pessoal. Há uma consciência de cuidado evolucionária, intencionalidade, presença, que são críticos ao meio ambiente/enfermeira – ela/ele é o ambiente.

Seus livros posteriores apresentam estas mudanças e os termos referidos acima são constantes e evidenciam uma forte dimensão espiritual que é fruto de desenvolvimento e experiências pessoais, filosóficas (mais recentemente com Lévinas), bem como de práticas budistas e a ciência passa a ser de conotação sagrada. Os fatores de cuidado são atualizados e agora denominados de processos *caritas* – *clinical caritas process*. Consiste em uma justaposição contra seus fatores de cuidado. O processo *caritas* é uma extensão do outro que evoluiu. Constituem uma linguagem mais fluida no intuito de promover uma compreensão de nível mais profundo do que os fatores de cuidado e que, segundo a teorista, capturam dimensões mais profundas do processo de viver das experiências humanas.

Em 2020, Tonin *et al.* publicam um texto com o título "A evolução da teoria do cuidado humano para a ciência do cuidado unitário". As autoras narram a evolução da teoria que passa a ser focada na ciência do cuidado unitário e apresentam a evolução dos fatores de cuidado para o processo clínico *caritas* e, finalmente, para o processo clínico *caritas veritas*, que compõem os respectivos paradigmas 1, 2 e 3 reproduzidos no quadro abaixo:

QUADRO 1 – Evolução dos paradigmas para a ciência do cuidado unitário

Paradigma 1	Paradigma 2	Paradigma 3
Fatores de Cuidados (Watson, 1985).	Elementos do Processo *Clinical Caritas* (Watson, 2008; Watson, 2012).	*Caritas-Veritas* (Watson, 2018).
Formação de um sistema de valores humanista-altruísta.	Praticar o amor-gentileza e a equanimidade, no contexto da consciência de cuidado.	Envolver (amor-gentileza): Convida o enfermeiro à transcendência, permitindo a evolução da consciência; aberto ao infinito e comovente amor cósmico-divino.
Paradigma 1	**Paradigma 2**	**Paradigma 3**

(continua)

QUADRO 1 – Evolução dos paradigmas para a ciência do cuidado unitário (*continuação*)

A promoção da fé e da esperança.	Ser autenticamente presente, fortalecendo, sustentando, honrando o profundo sistema de crenças e o mundo de vida subjetivo do ser cuidado.	Inspirar (fé-esperança): Estar autenticamente presente; possibilitando fé-esperança, desenvolvimento de crença; honrando o mundo e a vida subjetiva do eu (enfermeiro) e do outro.
O cultivo da sensibilidade do próprio "eu" e ao das demais pessoas.	Cultivar práticas espirituais próprias e do eu transpessoal e ir além do próprio ego.	Confiar (eu-transpessoal): Autoconhecimento, amor-próprio; Eu superior, fonte experimentando amor divino; espírito; tocando o infinito amor cósmico.
O desenvolvimento de uma relação de ajuda-confiança.	Desenvolver e sustentar uma autêntica relação de cuidado, ajuda e confiança.	Nutrir (relacionamento): Conexões verdadeiras e vibratórias centradas no coração; conexão coração-espírito-espírito.
A promoção e aceitação da expressão de sentimentos positivos e negativos.	Ser presente e apoiar a expressão de sentimentos positivos e negativos como uma conexão profunda com o próprio espírito e o da pessoa cuidada.	Perdoar (todos):aceitação sem julgamento; mantendo um espaço sagrado; sintonizando o fluxo dinâmico; gratidão.
O uso sistemático do método científico de solução de problemas para a tomada de decisão.	Usar criativamente o eu e todos os caminhos do conhecimento como parte do processo de cuidar, engajar-se em práticas artísticas de cuidado reconstituição (*healing*).	Aprofundar (autocriativo): Permitindo a emergência criativa; "leitura" do campo *caritas*; tornando-se o campo *caritas*; confiando na intuição.

(*continua*)

QUADRO 1 – Evolução dos paradigmas para a ciência do cuidado unitário

Paradigma 1	Paradigma 2	Paradigma 3
A promoção do ensino–-aprendizagem interpessoal.	Engajar-se de forma genuína em experiências de ensino-aprendizagem que atendam a pessoa inteira, seus significados, tentando permanecer dentro do referencial do outro.	Equilibrar (aprender): Apreciando a companhia; escutar o interior/aprender; sabedoria.
A promoção de um ambiente de apoio, proteção e/ou de correção mental, física, sociocultural e espiritual.	Criar um ambiente de reconstituição (*healing*) em todos os níveis (físico e não físico), ambiente sutil de energia e consciência no qual a totalidade, beleza, conforto, dignidade e paz sejam potencializadas.	Cocriar (campo *caritas*): Apreciando a companhia; redefinição de padrões; irradiação da presença energética do coração; sendo o próprio campo *caritas*.
Assistência com gratificação das necessidades humanas.	Ajudar nas necessidades básicas, com consciência intencional de cuidado, administrando "o cuidado humano essencial", que potencializa o alinhamento mente-corpo-espírito, a totalidade e unidade do ser em todos os aspectos do cuidado.	Contribuir (Humanidade): Serviço Sagrado; manifestando intenção; imanente-transcendente; corpo e espírito são um.
A existência de fatores existenciais e Fenomenológico--espirituais.	Dar abertura e atender aos mistérios espirituais e dimensões existenciais da vida--morte, cuidar da sua própria alma e da do ser cuidado.	Ser aberto (infinito): Experimentando o infinito; transpessoal, pandimensional; transcendente; mistério; pertencimento.

Fonte: Tonin *et al.* (2020) com base em Watson (1985, 2008; 2012; 2018)[5].

5 O quadro foi reproduzido com permissão das autoras Tonin *et al.* (2020) e da editora de *Research, Society and Development*, no vol. 9, n. 9 e621997658.

Na última versão da teoria de Jean Watson, apresentada pelas autoras em artigo com a tradução do quadro supracitado, pontuou-se que "entramos no círculo sagrado universal da vida, honrando e curvando-nos à nossa conexão com uma visão de mundo quântica cheia de espírito, que transcende o pensamento interior e o abraça" (Tonin *et al.*, 2020, p. 12).

Na enfermagem, ainda destacaria os trabalhos que algumas autoras denominam de teoria ou modelo, embora muitos mais poderiam ser incluídos, todos criados e publicados na época áurea, por assim dizer, dos trabalhos e estudos acerca do cuidar das décadas de 1970, 1980 e 1990, cuja maioria é de origem norte-americana, mas já com adeptos da Finlândia, Canadá, Austrália, Islândia e Brasil. Dentre os vários estudos, destacaria os de Montgomery Boykin, de Roach e de Benner.

O livro de Carol Leppanen Montgomery, *Healing through communication: the practice of caring* de 1993, constitui-se por uma teoria formulada em sua tese de doutorado. Em sua pesquisa, partiu de duas questões relacionadas às enfermeiras, apontadas como exemplares cuidadoras, pelas colegas, a saber: qual a natureza do cuidado na comunicação com os pacientes, em sua perspectiva? E como resultou a experiência para cada uma?

Para Montgomery (1993), cuidado é uma condição natural do ser humano. Clientes/pacientes, em contato com profissionais de saúde esperam mais do que boas intenções. Dessa forma, não só devem ser competentes em habilidades científicas, mas também em demonstrar sofisticadas habilidades em relacionamentos e em comunicação, de forma que manejem uma variedade de demandas e desafios relacionais e interpessoais. Salienta a autora que o uso de técnicas de modelos psicológicos deve ser evitado já que a comunicação não deve ser orientada de forma protocolar, padronizada. Estas técnicas ou guias para se comunicar e fazer entrevistas, em geral, tornam-se formais e reforçam uma distância entre os envolvidos. A relação deve guiar-se por um compreensivo interesse, um encontro significativo para ambos. O cuidado se caracteriza por uma natureza distinta no envolvimento do profissional de cuidado em sua ação de um cuidado comunicativo.

A tese de Montgomery parte de uma teoria da comunicação – comunicação relacional. Nesta, os principais construtos se situam com a aceitação e a empatia. A autora reforça a visão de que a empatia não se resume em se colocar na posição do outro e o entender como uma disponibilidade ímpar em estar "presente", em compreender o outro ser que sofre. É um apoio incondicional, a percepção do outro em sua experiência, aceitar o outro como é e como poderá vir a ser. É preciso estar disponível e fazer uma leitura consciente e compassiva. Inspirada em Martha Rogers e Jean Watson, acredita que seres humanos são campos de energia e na interação entre paciente e enfermeira(o) ocorre uma aproximação dos respectivos campos; campos que anteriormente eram dois formam um só ritmo.

O cuidado inicia-se com quem vai cuidar – o(a) cuidador(a). Montgomery aponta e narra os vários elementos necessários para a ação de cuidar, tais como predisposição como uma qualidade para cuidar (sem conotação de obrigatoriedade); a forma de ser na relação com os outros; qualidades comportamentais nas quais se incluem, entre outros elementos, a autenticidade, o comprometimento na ação de cuidar com a pessoa a ser cuidada, competência e qualidades relacionais. O cuidado é contextual, ou seja, há uma ênfase no meio ambiente de saúde onde se encontra o profissional de cuidado e o paciente.

Aponta ainda a autora, para os efeitos transformativos proporcionados pelo cuidado em ambos os protagonistas, cuidadora e paciente. Alerta, no entanto, para os riscos emocionais do cuidado, entre eles, a experiência das perdas e a sobrecarga no sentido de sentir-se esvaziada(o), desiludida(o), mais conhecido como "*burnout*". Em um dos capítulos de seu trabalho, traz contribuições no sentido de manejar as demandas emocionais do cuidado e, ao fim, algumas implicações para a prática e para a educação. Por fim, em uma contribuição em capítulo com o título "The spiritual connection: nurses' perception of the experience of caring" (Gaut, 1992) afirma que, se a essência da enfermagem é o cuidado, então transcender nosso ego de forma que encontrássemos grande significado no relacionamento talvez seja a essência do cuidado.

Meu entendimento de sua autodenominada teoria é ver o cuidado como um fenômeno interacional, com ênfase na comunicação (uma comunicação terapêutica, por assim dizer). Cuidar é visualizar o ser como alguém especial e distinto que nos impele a ajudá-lo. Não é visto como alguém qualquer.

A irmã Marie Simone Roach, destacou-se por sua obra, considerada uma teoria do cuidado, *The human act of caring: a blueprint for the health professions* (1992). Irmã da Congregação *Sisters of St Martha Antigonish* na Nova Escócia, Canadá, e, além de seu trabalho dedicado a serviço da religião, dedicou-se, em sua formação, aos estudos de enfermagem; já seu doutoramento e pós-doutoramento focalizaram-se nos fundamentos filosóficos da educação, de modo que interligaram seus interesses religiosos e filosóficos. Seu enfoque principal foi na área do cuidado, do cuidado na enfermagem e na ética, ambos a partir de suas bases filosóficas. Foi responsável pelo desenvolvimento do código de ética da profissão de enfermagem no Canadá, bem como pelas sucessivas revisões e atualizações.

Irmã Marie Simone Roach nasceu em 1922 e faleceu em 2016, aos 93 anos, deixando um esplêndido legado à enfermagem por meio de seus estudos sobre o cuidado e sua ênfase na educação, na ética e na compaixão.

Para Roach, o cuidado é o modo de ser humano. Para ela, a raça humana tem sobrevivido porque é composta de muitos cuidadores. O ser humano cuida porque é de sua natureza cuidar. Sobrevive porque cuida e é cuidado. Ademais, a autora reforça o pensamento de que o cuidado é a mais comum e autêntica característica de humanidade.

Seu trabalho encontra apoio na teologia e na filosofia; entre alguns autores que influenciaram seu pensamento, podem ser citados Willard Gaylin, Milton Mayeroff, Rollo May, Martin Buber e Martin Heidegger. Inspirada por este último, pontua que o ser encontra seu *lócus* central no cuidado. É uma fonte de ação e não é redutível a ações específicas; quando não cuidamos, não expressamos nosso cuidado, não mostramos interesse genuíno no outro, perdemos nosso ser, e o cuidado é a forma de trazê-lo de volta. Ou seja, quando cessamos de cuidar, cessamos de estar na condição de seres humanos.

Considerava também que uma das grandes ameaças contra a vida humana reside na erosão da sensibilidade em direção ao valor da vida, em particular quando esta é tomada, quando a violência e a mortandade se manifestam na experiência do dia a dia. Cita a violência doméstica, os homicídios e o crescente aumento do feminicídio com os quais continuamos a conviver, considerações bem atuais e comprometidas com o bem-estar de todos os seres do Universo. E, a despeito das evidências da explosão da violência e da desumanização e consequente erosão da sensibilidade e da compaixão pela vida humana, existe um movimento contrário que busca o resgate da humanização do cuidado. Inclui um subtítulo a respeito do "paraíso perdido", também uma afirmação do psicólogo Pierre Weil que se dedicou à psicologia transacional e ao holismo.

Irmã Simone Roach (1992, p. 45-47) trata do "universo do cuidado" no qual várias questões afloram em relação ao cuidado e que pertencem às seguintes categorias:

Ontológica: o que é o ser de cuidado? O que é o cuidado?

Antropológica: o que significa ser uma pessoa de cuidado (caring being – um ser de cuidado, traduzido para o português pela autora deste livro, constante em alguns textos)?

Ôntica: inclui nesta categoria aspectos funcionais e éticos do cuidar e pergunta: o que a pessoa faz quando cuida na condição de ser de cuidado? Que obrigações estão implicadas no cuidado?
Epistemológica: pode-se conhecer o cuidado? Como vem a ser conhecido?
Pedagógica: como o cuidado é aprendido? Pode ser ensinado? Como modo humano de ser, o cuidar envolve a capacidade ou poder de cuidar, uma capacidade articulada e inseparável de nossa natureza como seres humanos.

O cuidado é responsivo, uma resposta a alguém ou alguma coisa que importa, uma resposta que valoriza alguém ou algo como importante em si mesmo; é a atualização da capacidade ou poder de cuidar; é expresso em momentos específicos e em comportamentos concretos.

O fazer, ressalta a autora, não se refere a atos ou ações específicas, mas a manifestações específicas de cuidar representadas por comportamentos, tais como dispender tempo, estando com (presença real), checando informações, mostrando consideração, respeito, mantendo sigilo quando solicitado e mantendo um compromisso com o ser, os quais compuseram os atributos do cuidar, os 5 cês, mais tarde, os seis cês.

Os cês não são mutuamente exclusivos, apenas servem como uma base auxiliar para a identificação de comportamentos específicos de cuidado:

Compaixão: é um relacionamento vivido em solidariedade com a condição humana, compartilhando alegrias, emoções, tristezas, dor, sofrimento e realizações. É um presente (divino), uma habilidade que simboliza desprendimento, sensibilidade, percepção, receptividade, justiça. É uma fonte de energia, não significa piedade, tampouco caridade.
Competência: compõe as demandas de enfermagem requeridas, como um alto nível de cognição e habilidades que, além de gentileza

e prontidão, inclui a técnica e a capacidade administrativa. Roach ressalta que enquanto houver competência sem compaixão e seus elementos, a experiência pode ser brutal e desumana. Por sua vez, a compaixão sem competência pode ser nada mais do que insignificante, senão prejudicial – uma intrusão na vida da pessoa/paciente que necessitam de ajuda. Deve-se alertar para a ameaça que seria o uso do poder, manipulação ou execução de atividades de uma forma displicente e indiferente ao ser que está vulnerável.

Confiança: uma qualidade definida como o que nutre um relacionamento de confiança, interesse e carinhoso respeito. Inclui confidencialidade, lealdade e segurança. A indiferença e a falta da verdade por parte dos profissionais determinam insegurança, decepção e falta de apoio e, consequente, dano à integridade e credibilidade dos profissionais. É a antítese do cuidado.

Consciência: significa um estado de conhecimento moral, uma experiência moral fundamental, uma consciência moral. O cuidado profissional está refletido em uma consciência madura, em responsabilidade. A consciência é o chamado para o cuidar e se manifesta em si mesmo como cuidado.

Compromisso: definido como uma complexa, comovente e afetiva resposta que se caracteriza pela convergência entre desejo e obrigação e por uma escolha deliberada para agir em concordância com elas. Importante salientar que o compromisso é essencial no cuidado, pois, uma vez rompido, a relação de cuidado e a confiança se rompem.

Outro atributo que foi acrescentado posteriormente, o sexto cê, foi:

Comportamento: inclui vários atributos complementares como a linguagem, a postura, a expressão facial e o tom de voz. Consiste, em última instância, na imagem profissional. Poder-se-ia dizer que consiste na personificação de um(a) profissional sensível e competente, afetivo(a) e interessado(a). Maneirismos, demasiada intimidade, assim como indiferença e mau humor por parte do profissional, são extremamente danosos à integridade, segurança e confiança do paciente.

Outra importante contribuição de Roach, além de seus artigos e conferências, foi sua ênfase na ética da enfermagem, uma ética do cuidado, como defendem vários outros autores, alguns dos quais já apontados neste livro. A ética compartilhada em sua obra principal, *The Human act of Caring*, encontra-se também em outro livro publicado em 1997, *Caring from the heart: the convergence of caring and spirituality*.

Por fim, o trabalho de Irmã Simone Roach reside em uma afirmação pontual de que o cuidado, na condição de modo de ser humano, não é um privilégio reservado apenas aos profissionais da enfermagem. No entanto, o cuidado é único na enfermagem, pois nela o conceito congrega todos os atributos que a descrevem como uma disciplina humana e de ajuda. Na verdade, a enfermagem nada mais é do que a profissionalização do cuidado, da capacidade de cuidar por meio da aquisição e aplicação de conhecimento, de atitudes e de habilidades apropriadas aos papéis prescritos à enfermagem. O que a difere e a distingue de outras áreas profissionais é, na verdade, a maneira pela qual e como o cuidado é exercido. Outra contribuição da autora é sua afirmação de que se pode experienciar o cuidado tanto pessoal como profissionalmente, o que ocorre é que, paradoxalmente o cuidado é, por vezes, mais óbvio devido à sua ausência do que pela sua presença nas ocupações e no viver humanos.

A próxima autora e estudiosa do cuidado na enfermagem, Anne Boykin desenvolveu parte de seus trabalhos em parceria com Savina Schoenhofer.

Anne Boykin, que nasceu na cidade de Kaukauna, em Wisconsin, iniciou sua carreira em enfermagem em 1966 e obteve seu doutorado na Vanderbilt University, situada em Nashville, Tennessee. Ela atuou como reitora e professora na Faculdade de Enfermagem da Florida

Atlantic University, localizada em Boca Raton, na Flórida, e se aposentou em 2011, sendo nomeada professora emérita no Christine E. Lynn College of Nursing. Atuou na *International Association for Human Caring* (IAHC) como membro e presidente e como membro e coeditora do *Journal of International Association for Human Caring.*

Seu trabalho na enfermagem tem sido pautado pelo seu compromisso com o avanço da disciplina de enfermagem e, em especial, pela sua dedicação ao estudo do fenômeno do cuidado. Tem vários livros, além de capítulos de livros, artigos e conferências nacionais e internacionais. Um de seus principais livros em coautoria com sua colega Savina Schoenhofer é *Nursing as caring: a model for transforming practice* (1993), bem como, com a colaboração de outros estudiosos e pesquisadores, é autora de *Living a caring-based program* (1994). Este livro, em coautoria, apresenta uma experiência na construção de um currículo, com a evolução e a vivência de um programa com base no cuidado que se fundamenta em crenças e valores da pessoa e que se centra no cuidado. As experiências vividas pelos estudantes são os indicadores ou resultados do sucesso do programa no qual o ambiente é construído com a intenção de promover uma atmosfera que estimule o diálogo, o debate e os diferentes modos de conhecimento que são compartilhados por estudantes e professores.

Anne Boykin atuou no cenário internacional como consultora na educação de enfermagem, por óbvio dando ênfase ao cuidado. Atualmente, é diretora do Instituto Anne Boykin para o Avanço do cuidado em enfermagem.

Savina Schoenhofer trabalhou como voluntária no desenvolvimento comunitário na região amazônica por três anos. Além de seu interesse pelo cuidado é consultora no Comitê de Ética do Centro Médico da Universidade do Mississipi, professora na Escola de Enfermagem na mesma Universidade e professora adjunta no *College of Nursing*, na Flórida, e na *Atlantic University*, em Boca Raton.

Os estudos de Boykin e Schoenhofer tiveram como influência a teoria fenomenológica de Paterson & Zderad; com foco na enfermagem humanitária, a tese de Sister Simone Roach de que o cuidado é o modo humano de ser serviu de base ao trabalho de Milton Mayeroff e este foi capaz de fornecer a linguagem do cuidado, significando-o como um modo prático de viver. Os ingredientes do cuidado definidos por este autor marcaram o trabalho das duas autoras e, além destas inspirações, várias outras estudiosas contribuíram para o desenvolvimento do "processo de cuidado", ou seja, de seu modelo de enfermagem como cuidado.

Para as autoras do modelo, o cuidado é vivido e experienciado a cada momento e é constituído por uma característica essencial do ser humano; cada pessoa cresce na capacidade de expressar cuidado.

Pelo cuidado crescemos como pessoas, é uma experiência vivida e compartilhada entre enfermeira/paciente e entre enfermeiras, contribuindo para sua personalidade ou pessoalidade[6]. As hipóteses subjacentes no modelo da enfermagem como cuidado incluem:

- as pessoas demonstram cuidado em virtude de sua humanidade;
- as pessoas demonstram cuidado momento a momento;
- as pessoas são um todo, seres completos no momento;
- a pessoalidade é um processo de viver que cresce e/ou se completa pelo cuidado;
- a pessoalidade é aprimorada mediante a participação em nutrir relacionamentos com outros seres;
- a enfermagem é tanto uma disciplina quanto uma profissão.

---

6 Na tradução para o português, *personhood* pode ser entendido como personalidade (acepção mais comum), pessoa, pessoalidade, entre outras; achei mais apropriado o termo pessoalidade por parecer uma forma de ser pessoa por inteiro, com uma natureza individual, um modo autêntico e concreto de ser; viver.

Para Boykin e Schoenhofer, o cuidado é enfermagem e deve ser uma experiência de cuidar, comunicada intencionalmente e em autêntica presença entre pessoa-com-pessoa em uma interconexão, um sentido de pertencimento com o *self* do outro. Significa uma abertura genuína de cuidado e uma intenção de conhecer o outro como pessoa de cuidado.

As autoras estendem o cuidado para todas as esferas da enfermagem (pois ela é o próprio cuidado), em especial à esfera da educação, além da administração e da pesquisa (Boykin; Schoenhofer, 1993). A educação tem um significado especial, pois o cuidado é tanto visualizado como a essência não só na prática de enfermagem, mas também na educação.

É importante apontar que o modelo de Boykin & Schoenhofer se desenvolveu com a contribuição de narrativas de experiências de cuidar e de ser cuidado(a), relatadas seja por enfermeiras, seja por pacientes.

A seguir, um trabalho de extrema relevância desenvolvido por Patrícia Benner, que empreendeu uma pesquisa partindo de experiências pessoais vividas por enfermeiras, em diferentes níveis ou estágios no desenvolvimento de suas carreiras, são narrativas que trazem um significado muito real da presença e da ação do cuidador(a) e de suas práticas diárias que constituem verdadeiros momentos/situações de cuidado.

Patrícia Sawyer, mais tarde Benner, nasceu em Hampton na Virgínia. Graduou-se em enfermagem em 1964, mestreou-se em 1967 e doutorou-se na Faculdade de Enfermagem da Universidade de Berkeley, na Califórnia, em 1982. Patrícia Benner notabilizou-se pelo livro *From novice to expert: excellence and power in clinical nursing* (1984). Não construiu uma teoria, porém inspirou muitas pesquisas baseadas no que denominam de teoria ou modelo. Nele, consta uma pesquisa que utilizou o modelo de aquisição de habilidades desenvolvido pelos professores Hubert L. Dreyfus e Stuart E. Dreyfus. A pesquisa, de caráter descritivo, envolveu enfermeiras que responderam a um questionário e a informações por meio de entrevistas, além de observação individual e em grupo, na sua prática de campo. Por intermédio das situações descritas pelas enfermeiras em suas experiências com os pacientes, Benner oferece uma aprendizagem acerca do que as enfermeiras peritas atuam em situações específicas e como as novatas – "novice /beginners" fazem de forma diferente. Dessa forma, provê-se uma compreensão do que e como enfermeiras mudam sua orientação intelectual, conforme avançam em sua carreira clínica e como reforçam suas tomadas de decisão sob uma base diferente do processo-orientado no qual foram ensinadas.

A pesquisa oferece, portanto, muitas reflexões e implicações significativas para enfermeiras nas esferas da administração, da educação e da prática clínica. Mediante análise, tornou-se possível descrever e identificar o desempenho característico em cada nível de desenvolvimento das enfermeiras e, em termos gerais, identificar as necessidades de ensino e de aprendizagem em cada nível (ou estágio).

Cinco estágios de desenvolvimento foram identificados conforme as narrativas das experiências vividas pelas enfermeiras e, conforme as observações realizadas, entre eles:

Estágio 1 – Novata (*novice or beginners):* iniciantes na prática clínica caracterizam-se por atuarem dentro de comportamentos governados por regras na forma como foram ensinadas, de modo que não conseguem orientar ações a serem desenvolvidas em situações reais e não esperadas, ou seja, diferentes do que foi aprendido na escola ou nos livros. Não só iniciantes, mas também profissionais que mudam de contexto em diferentes especialidades a que estavam acostumadas, sem experiência, evidenciam o mesmo comportamento justamente por falta de experiência.

Estágio 2 – Novata avançada (advanced beginner): as iniciantes começam a adquirir mais habilidades no reconhecimento e em suas ações de forma mais segura, embora seja sugerido uma tutoria de uma profissional mais experiente. Ainda tem dificuldade em estabelecer prioridades e aspectos importantes da situação que não são percebidos.

Estágio 3 – Competente (*competent*): consegue distinguir prioridades e tem habilidades para lidar com as contingências da prática clínica. Age mais rápido segundo as demandas e com mais eficiência e organização. Já tem mais tempo de experiência e comporta-se de forma mais consciente e com capacidade de analisar situações mais difíceis e abstratas.

Estágio 4 – Proficiente (*proficient*): percebe a situação como um todo com base na experiência adquirida. Consegue atuar com mais segurança nas tomadas de decisão e modificar planos em situações que percebe ser necessário. Diferencia-se por atuar de forma mais autônoma e sem depender de regras ou manuais.

Estágio 5 – Perita (*expert*): não depende mais de manuais, guias de orientação ou similares. Atua de forma consciente e proficiente, conectando a compreensão da situação de forma holística e tomando as medidas necessárias para cada caso. Reconhece as mudanças no estado dos pacientes com bastante acuidade e habilidade, bem como avalia o que está errado.

Documentação, registros e descrição de incidentes críticos auxiliam na compreensão, avaliação e aprendizagem para novos estudos e desenvolvimento da prática a fim de alcançar um nível de excelência.

O estudo demonstrou o poder da enfermagem por meio das descrições e narrativas que capturam a importância do julgamento e da decisão clínica. Este trabalho deu origem ao próximo estudo que resultou no livro *Expertise in nursing practice: caring, clinical judgment and ethics* (1996), compartilhando a autoria com Christine Tanner e Catherine Chesla. É imprescindível mencionar também o livro *The primacy of caring: stress and coping in health and illness* (1992) em coautoria com Judith Wrubel e o mais recente, de 2009, *Educating nurses: a call for radical transformation*, também compartilhado com outras autoras.

A seguir, uma estudiosa de nacionalidade francesa, Marie-Françoise Collière, nasceu em abril de 1930 em *Aïn Témouchant,* na França, e faleceu em janeiro de 2005, em Lyon.

Por dados colhidos na internet[7], Collière estudou psicologia na Sorbonne e, em 1956, diplomou-se em enfermagem. Obteve uma bolsa de estudos pela OMS para concluir o mestrado em enfermagem de saúde pública em Detroit, Estados Unidos, em 1963. Mais tarde, obteve um diploma de Estados Avançados em História das Civilizações.

Nomeada pela OMS para a inauguração da Escola Internacional de Ensino Superior de Enfermagem em Lyon em 1965, lecionou nesta mesma instituição até 1994, quando foi fechada, o que lhe provocou profundo pesar e dor. Suas conferências, aulas e publicações evidenciam um trabalho dedicado à compreensão do cuidar.

Pode-se apontar Marie-Françoise Collière como a pioneira no interesse pelo cuidado na enfermagem na Europa. Seus principais livros, traduzidos para o português, destacam-se: *Promover a vida. Da prática das mulheres de virtude aos cuidados de enfermagem* e *Cuidar... a primeira arte da vida* que buscam situar a "prática dos cuidados" e sua evolução na enfermagem por meio dos provedores de atenção à saúde e à doença. Impôs-se de forma pioneira por ter introduzido na França a utilização da etno-história para tratar das situações de cuidado, fazendo questão de falar dos cuidados no plural. Fez parte do Quadro permanente de peritos da OMS para os cuidados de enfermagem, de 1973 a 1996.

Os cuidados, em sua opinião, não são exclusivos da enfermagem, pois sempre existiram, sempre foram imprescindíveis a qualquer ser em quaisquer situações no cotidiano da vida. É pelo cuidar que os profissionais do campo da saúde encontram a sua própria satisfação de existir, realizando o sentido da sua profissão. Collière (2003) defende os cuidados, usados no plural, pois, "representam uma imensa

7 https://pt.frwiki.wiki; acesso em 12/9/2022 – Marie-Françoise Collière.

fonte de revelações que pode alimentar diretamente a ciência dos cuidados enriquecida pela experiência empírica, pela arte e pelo saber" (Collière, 2003, p. 12).

Marie-Françoise Collière faz uma incursão na história da prática dos cuidados e seu desenvolvimento, constatando-a como uma atividade predominantemente feminina. Sua análise versa desde as atividades maternais e religiosas cujas práticas de cuidados foram imprimidas à enfermagem sempre com um olhar crítico acerca das influências predominantes, tais como as político-sociais e econômicas, além da marcante submissão e dominação pela medicina, inclusive em sua formação profissional.

Defensora de uma autonomia da enfermagem, traz depoimentos, em geral, de doutores da medicina e de membros da Igreja, que discriminam, desprestigiam e menosprezam-na devido à condição de inferioridade do sexo feminino. A prática dos cuidados desempenhada pelas mulheres – enfermeiras era totalmente subordinada às ordens médicas; na verdade, o papel da enfermeira deveria ser o de servir ao doente, servir ao médico e servir à instituição hospitalar. O servir ao doente permanece como mais um "vetor[8] ideológico dos cuidados, mas com o seu corolário imediato: *servir o médico*" (Collière, 2003, p. 36, grifos da autora).

A tentativa de libertar-se do domínio da medicina apoiada pelas instituições hospitalares são frustradas e, conforme relata a autora, a iniciativa e a criatividade (negada, contida, abafada) são, inclusive, reprovadas. A criatividade é uma questão imprescindível a resgatar na enfermagem, pois recebe um capítulo em uma de suas publicações "A criatividade, um desafio que atravessa a história da profissão de enfermagem" (Collière, 2003).

É bem conhecido que os problemas mencionados acima persistiram na enfermagem e se propagaram pelo mundo, de modo que, infe-

8 Os trabalhos de Collière foram traduzidos para o português de Portugal, daí sua escrita segue as regras gramaticais daquele país.

lizmente, se perpetuam ao longo do tempo e influenciam até hoje na formação identitária e nos comportamentos e atitudes de seus profissionais.

Collière considerava importante enfrentar os desafios e compreendê-los de forma a aprender a confrontá-los, sejam eles socioculturais, econômicos e, mais atualmente, políticos, pois regulam o jogo de saberes e de poderes e, ademais, que determinam o lugar atribuído às mulheres enfermeiras. A autora sugere que, ao compreender a situação dos cuidados, pode-se buscar, estudar e analisar o centro da necessidade de cuidados, os tipos de cuidados, a justificação de suas necessidades e o que se pretende atingir ao realizar os diferentes tipos de cuidados. As enfermeiras, segundo Collière, precisam mudar sua prática. Ao buscarem conhecimento que enriqueçam a prática profissional, é possível inseri-los na prática e obter mais assertividade, segurança, decisão e, talvez, transformar a prática de cuidados. Contudo, questiona: como modificar a imagem da enfermagem marcada por um passado negro? Sua resposta envolve a ideia de que a própria enfermagem determina uma imagem à sociedade, ela é fruto do que capturou por meio dos cuidados oferecidos e do comportamento subalterno de auxiliar do médico, uma figura quase invisível, sem protagonismo relevante.

O trabalho de Collière, ao longo de sua vida profissional, foi o de relevar a enfermagem, incentivando uma reflexão acerca da "prática de cuidados"; reconhecer sua importância em todos os seus fundamentos, dos mais básicos aos mais complexos; compreender os fatores que influenciam e impedem sua libertação da medicina e dos interesses políticos sociais e institucionais; resgatar a criatividade, desligando-se das padronizações, regras, determinação de ações e comportamentos planejados e ordenados por "outros" em seu próprio benefício. Em suas publicações e conferências, em geral seguidas de debates, (cf. Collière, 2003, p. 45-53) e em suas notas, mostra seu compromisso de conscientizar e clarear pontos críticos da enfermagem a fim de motivar a mudança de sua prática, revelando, assim, os cuidados que são capazes de construir uma nova imagem e identidade.

Por "práticas de cuidados", Collière refere que "deve-se entender todas as práticas que contribuíram ou que contribuem para manter, desenvolver e estimular as possibilidades de viver dos seres vivos, com o objetivo de assegurar a continuidade da espécie" (Collière, 2003, p. 82). Em referência aos resultados da formação universitária acerca das práticas de cuidados, pontua que cuidar é, por excelência, a expressão de práticas cotidianas indispensáveis à vida. Alega "que nenhuma disciplina universitária prescinde da ideia de necessidade primária de compreender os cuidados em uma perspectiva abrangente, reencontrando as suas dimensões originadas ao *ousar interrogar-se acerca do que o que faz viver e morrer*. Cuidar-se significa, em seu pleno sentido, *estimular as capacidades de ser, contribuir para desenvolver o poder de existir*, havendo esta compreensão, outros fundamentos serão acrescentados e poderão contribuir para uma formação comprometida com os cuidados e com o ser em sua individualidade e singularidade" (Collière, 2003, p. 82).

É preciso, contudo, mencionar uma contribuição europeia ao tema do cuidado; trata-se de uma pessoa brilhante e que muito tem contribuído, sobretudo por meio do programa de pesquisa criado em 2010, o Grupo A. MAS, fundado por Concha Germán Bes. O grupo tem este nome em homenagem a Aurora Mas Gaminde, uma das enfermeiras visitadoras formadas em saúde pública pela Fundação Rockefeller. Esta personagem foi diretora da Escola Nacional de Enfermeiras da Venezuela e diretora da revista ENE entre 1941 e 1943. O grupo de pesquisa por ela liderado na Universidade de Zaragoza, na Espanha, tem como elemento central o cuidado a pessoas ao longo de todo o seu ciclo vital na saúde e na doença, no padecimento e na convalescença, todos em um entorno num entorno saudável na medida do possível.

As palavras chaves do grupo são: cuidados invisíveis, bem-estar, segurança clínica, cuidados compartilhados, autocuidado e empoderamento.

A filosofia e os objetivos dos grupos se enquadram dentro de correntes humanistas do pensamento de enfermagem e tem como influências os cuidados humanizados de Waldow e Watson; Chalifour (relação de ajuda); Collière (cuidados em promover a vida); Orem (autocuidado) e Peplau (relação interpessoal). Acrescentam, ainda, os cuidados ecológicos baseados em Nightingale, os multiculturais de Leininger e os aspectos bioéticos apontados por Leonardo Boff. De sua parte, o grupo vem desenvolvendo seu próprio modelo de abordagem, denominado "Cuidados Invisíveis".

Dentre algumas das publicações do Grupo, além de diversos artigos, situam-se livros, tais como: *La revolución de las batas blancas* de Conha Germán Bes; *Las primeras enfermeras laicas españolas*, da mesma autora; *Cuidado de Enfermería. Reflexiones entre dos orillas* cuja coordenação foi empreendida por Vera Regina Waldow.

Concha Germán Bes é doutora pela Universidade de Zaragoza, enfermeira licenciada em antropologia social e cultura, mestre em saúde pública e especialista em enfermagem de saúde mental. É professora titular da Universidade de Zaragoza, coordenadora do Mestrado Universitário de Ciências da Enfermagem. Dirige, como já mencionado anteriormente, o grupo de pesquisa Aurora Mas, tendo como eixos o autocuidado, a qualidade de vida e pensamento de enfermagem. Forma parte da Fundación Index desde seu início e é coordenadora do Index-Norte.

Seus interesses circulam nos temas ambientais como a água, a agricultura e a alimentação, bem como em temas humanísticos como os cuidados invisíveis, as redes de apoio ao cuidado e a história recente da profissão. Considera que a perspectiva de gênero deve estar presente nas investigações de enfermagem, tema que trata em várias de suas publicações. Alguns de seus trabalhos e artigos foram feitos em parceria com uma de suas orientandas, a recém Dra. Fabíola Hueso Navarro; ambas além de colegas, são boas amigas que cito com orgulho e afeto na conferência "Contribuições filosóficas para o cuidado em saúde" proferida em novembro de 2021.

Seus mais recentes artigos citam-se: BES, C.G. O pensamento ecológico de Florence Nightingale. *Medicina Naturista*, 2(2):109-114, 2021; BES, C.G. Autocuidado EcoHolísticos. *Paraninfo Digital*, einves021,2020; WALDOW, V.R.; BES, C.G. Advanced technologies and artificial intelligence: reflexions about development, tendencies and implications for Nursing. *Index de Enfermería*, 29 (3), 142-146, set. 2020.

Concha Germán Bes participou recentemente do IV Colóquio Internacional de Fenomenologia e Enfermagem entre 10 e 12 de novembro de 2021, evento on-line promovido pela Pós-Graduação em Enfermagem da Universidade Federal do Rio Grande do Sul em parceria com os programas de pós-graduação da UFSM, UFF, UFRJ e UFPel. Participou ao meu lado no tema "Contribuições filosóficas para o cuidado em saúde".

Vários outros nomes poderiam ser acrescentados neste rol de estudiosas do cuidar e que, sem criar nenhum modelo ou teoria, desenvolveram textos e pesquisas acerca do tema e que considero verdadeiras joias quanto ao que se propuseram a estudar, em sua metodologia, abordagem científica, referenciais e resultados, os quais contribuíram de forma grandiosa para o desenvolvimento dos estudos do cuidar.

6

Ícones e estudos acerca do cuidado no Brasil

Em relação ao Brasil, houve algumas excelentes contribuições principalmente no período em que os estudos a respeito do cuidado começaram a receber receptividade e incluíam teorias e modelos que referenciavam o cuidado em trabalhos de mestrado e em artigos. A década de 90 privilegiou esta abordagem, pois fora auxiliada pela criação de programas de pesquisa. Um deles, formado na Região Sul em 1993 sob o nome de Programa Integrado de Pesquisa Cuidando & Confortando (PIP C&C), contou com a liderança de Eloita Pereira Neves-Arruda e de Alcione Leite da Silva. O programa incluiu uma rede de núcleos de pesquisa sediados em Curitiba, Florianópolis, Porto Alegre e Santa Maria. O programa contou com docentes, estudantes e enfermeiras clínicas que foram responsáveis por inúmeros artigos, oficinas, palestras e, evidentemente, pesquisas. Deste programa resultou o I Encontro Brasileiro de Cuidado e Conforto em Enfermagem (Embracce) realizado em Itapema, SC, em 1996. Como relatado por Neves (2000), a partir do evento foi publicado um número especial na Revista Texto & Contexto em 1998 – "Cuidado e confortando: uma perspectiva de enfermagem para o terceiro milênio"; nesta época, também houve a criação da Revista da Unirio e a publicação de "Cuidado é fundamental" e a inclusão da temática cuidado/cuidar como tema oficial em eventos científicos como os da Associação Brasileira de Enfermagem. Derivou, ainda naquele período e adiante, a publicação de livros com autoria, coautoria, ou organização de membros do grupo, tais como os de Waldow, V.R.; Lopes, M.J.M.; Meyer, D.E. em 1995; Lopes, M.J.; Meyer, D.E.; Waldow, V.R. em 1996; Meyer, D.E.; Waldow, V.R.; Lopes, J.M.J. em 1998; Neves-Arruda, E.P. e Gonçalves, L.T. em 1999[9].

Sem dúvida, os trabalhos sobre o cuidado emergiram a partir da criação do PIP C&C dando ênfase aos estudos teórico-conceituais e exploratórios, constituindo, assim, um marco importante e definitório de um aceno a um novo paradigma no saber da enfermagem. Dessa forma, Eloita Pereira Neves constitui um dos grandes ícones não só dos estudos do cuidado e do conforto, mas também da enfermagem, pois contribuiu para o desenvolvimento do saber da enfermagem no Brasil.

Eloita Pereira Neves nasceu na cidade de Lages, (SC), em maio de 1940. Graduou-se em enfermagem em 1963 pela Escola de Enfermagem do Rio Grande do Sul, e, posteriormente, mestrou-se na Escola de Enfermagem Anna Nery na Universidade Federal do Rio de Janeiro em 1977. Obteve o título de doutora em ciências de enfermagem pela *Catholic University of America,* situada em Washington-DC, nos Estados Unidos, no ano de 1980 e realizou seu pós-doutorado na *University of California,* localizada em San Francisco nos Estados Unidos em 1988. Implantou na graduação da Universidade Federal de Santa Catarina (UFSC) o curso de enfermagem e atuou como coordenadora do curso de pós-graduação na mesma instituição. Aposentou-se em 1991 pela NFR/UFSC, porém ainda atuou como docente voluntária e, na sequência, como professora visitante na Escola de Enfermagem

9 É importante destacar que, nos livros relacionados em que Vera Regina Waldow atua como organizadora e autora de capítulos, ela era a única integrante do PIP C&C.

da Universidade Federal do Paraná e na Escola de Enfermagem da Universidade Estadual do Rio de Janeiro. Foi homenageada como professora Emérita pela UFSC, tornando-se a primeira enfermeira a receber esta honraria na enfermagem e a sexta mulher a recebê-la da instituição. Recebeu outra homenagem, a Comenda do Cofen, a mais alta honraria do Conselho Federal de Enfermagem (Cofen). Atuou em diversos cargos em vários períodos na Associação Brasileira de Santa Catarina (Aben/SC).

Eloita Pereira Neves tem uma vasta publicação de artigos e pesquisas, tanto em nível nacional quanto internacional, muitas das quais publicadas com membros do grupo do PIP C&C. Divulgou bastante o programa de pesquisa em palestras, conferências e textos escritos em revistas, enfatizando o Conforto e o cuidado. Além disso, é responsável por vários artigos, pesquisas, livros acerca do autocuidado, cancerologia e outros temas frutos de seus trabalhos anteriores como enfermeira, docente e pesquisadora.

A autora ressalta que seu enfoque, o conforto, é o resultado do processo de cuidar e tem algumas pesquisas que o enfatizam dentro de uma abordagem do cuidar.

Eloita Pereira Neves também recebeu e recebe várias indicações, referências; é motivo de matéria bibliográfica como a publicada na revista *Texto & contexto enfermagem*, também na *Revista de enfermagem*: da Aben com o título "Eloita Pereira Neves – o baluarte da enfermagem". Uma batalhadora para o avanço do conhecimento na enfermagem, além de planejar, organizar e gerir vários trabalhos. É um nome histórico na criação da enfermagem em sua esfera de ensino na graduação e na pós-graduação, incentivando colegas e alunos a desenvolverem pesquisas e publicações, em especial nas áreas de Conforto e cuidado. Atuou de maneira extensiva orientando alunos de pós-graduação na utilização de teorias de enfermagem, tema de disciplina que ministrou durante longo período.

Devido à minha curiosidade, bem como para enriquecer as informações fornecidas no presente livro, realizei uma entrevista[10] na qual levantava algumas questões à professora Pereira Neves. Reproduzo as perguntas e as respostas abaixo:
Vera Regina: Você, como profissional, docente e pesquisadora de renome, interessada, apoiadora e contribuinte no desenvolvimento dos estudos a respeito do cuidado, por que não prosseguiu desenvolvendo este tipo de atividades?
Pereira Neves: Com minha aposentadoria definitiva das atividades acadêmicas perdi o interesse em continuar as atividades de pesquisa e passei a me dedicar a implementar estes conceitos em minha prática de consultório particular, aliados a outros conhecimentos mais ousados que abriram meus horizontes, tais como autoconhecimento e outras abordagens holísticas que, infelizmente, ainda negligenciadas nos ambientes acadêmicos.
Vera Regina: Como resumiria sua prática atual e como o cuidado se insere em sua abordagem? A quem se destina a sua prática e qual sua experiência?
Pereira Neves: Em minha prática atual desenvolvo e implemento uma forma inovadora de cuidar e confortar, a qual se constitui em frutos do percurso em minha longa trajetória profissional, resultante da contribuição de inúmeras pensadoras que ofereceram relevantes conhecimentos teórico-filosóficos obtidos nos cursos de mestrado, doutorado e pós-doutorado, além dos conhecimentos do pathwork, reiki, táquions, numerologia tântrica, apometria quântica e ensinamentos obtidos nos cursos realizados na O&O Academy, uma escola de meditação e sabedoria localizada no Estado de Andra Pradexe, no sul da Índia.

10 Entrevista conduzida com cinco questões às colegas enfermeiras elencadas, em meu ver, como ícones dos estudos do cuidado no Brasil. Infelizmente Eloita P. Neves foi a única que generosamente acedeu em participar. A entrevista foi realizada de maneira virtual em 28 de setembro de 2022.

Essa forma de cuidar e confortar está relatada num capítulo do livro escrito em parceria com a Dra. Vera Regina Waldow denominado "Consciência, cuidado e saúde – Contribuições para o desenvolvimento humano e planetário", a quem sou muito grata por me incentivar a reconhecer e ter a coragem de expor para a comunidade científica conhecimentos tão antigos e, até certo ponto, discriminados (ou não valorizados), até mesmo pelo desconhecimento do seu valor.

Em resumo, a minha prática atual se caracteriza pela educação para o autocuidado a partir de uma perspectiva consciencial-transdimensional, que propicia ao cliente a oportunidade de receber alguns ensinamentos básicos para iniciar a caminhada em direção ao desvelamento de sua própria essência, resgatando o poder pessoal para reconstituir-se e conduzir sua vida da maneira mais saudável possível, aprendendo a cada dia a arte de libertar-se do estresse e do sofrimento.

Um nome importante, a meu ver, que não poderia deixar de ser mencionado é o de Alcione Leite da Silva. Alcione L. da Silva graduou-se em enfermagem pela Universidade de São Paulo de Ribeirão Preto em 1976. Realizou mestrado na Universidade Federal de Santa Catarina (UFSC) em 1990 e doutorado em filosofia da enfermagem pelo Programa de Pós-Graduação em Enfermagem da UFSC. Em 1997, fez seu doutorado sanduiche no *Health Science Center,* e na *University of Colorado,* Denver, Estados Unidos, em 1998. Mais tarde, realiza pós-doutorado em sociologia da saúde pela *La Trobe University* em Melbourne, Austrália (2002-2003). Convidada pela Universidade de Aveiro, em Portugal, atuou como docente e pesquisadora.

Realizou atividade docente e de pesquisa na Universidade Federal de Mato Grosso e, na Escola de Enfermagem da Universidade Federal de Santa Catarina, como docente na graduação e na pós-graduação de enfermagem, por onde se aposentou. Exerceu diversos cargos nesta instituição, além de atuar e exercer cargos em entidades da enfermagem em Santa Catarina; recebeu vários prêmios, principalmente em decorrência de estudos e pesquisas acadêmicas.

Publicou livros e inúmeros artigos nacionais e internacionais; seus mais recentes interesses recaem em estudos comunitários, migratórios, gerontológicos e de gênero. Atualmente, está atuando com o tema de sua tese acerca do cuidado. Nesta, abordou o cuidado transdimensional, um paradigma emergente no qual refere que o cuidado emerge das experiências compartilhadas, possibilitando novas descobertas e encorajando a expressão dos seres envolvidos. Sua base filosófica parte do cuidado ao ser humano em sua inter-relação com o meio ambiente no contexto das próprias experiências de vida e tem como foco o processo de morte-renascimento, em seu processo de ser e viver de forma mais saudável. Sustenta que o ser apresenta três ordens de existência: a alma ou consciência individual, a ordem implicada (campo-não-manifesto) e a ordem explicada (campo manifesto). Estas ordens coexistem simultaneamente já que compõem uma realidade única. O processo morte-renascimento é originado a partir dos princípios de imanência e transcendência. Morte e renascimento, embora constituindo opostos, na verdade se completam. Neste processo ocorre a assimilação e redefinição de valores.

Em várias publicações, Alcione Leite da Silva explora e comenta o cuidado de forma bastante singular em uma linguagem poética e metafórica (Silva, 1995). A autora narra uma viagem ao imaginário e aterrissa em um planeta (o planeta do Jardinar). Nele, encontra um jardim onde seus jardineiros são os cuidadores e percebe que naquele jardim poderia aprender a essência de bem cuidar. Convidada a cuidar também, aprende a conhecer as necessidades de cada planta, a protegê-las e a amá-las. Cada parte do jardim, iniciado o cuidado, transforma-se, tornando-se viçoso, colorido e perfumado. Essa narrativa metafórica leva em direção à arte de cuidar, à ciência de cuidar e em como saber jardinar (cuidar), além de buscar cuidar do próprio jardim interior (Eu interior do jardineiro/cuidador) e assim alcançar a essência do cuidar. Silva conclui que o conhecimento e o amor fazem parte do processo de aprendizagem de cuidar visto que "a habilidade de cuidar só se adquire cuidando e descobrindo novas formas de cuidado" (Silva, 1995, p. 40).

Uma de suas pesquisas que julgo muito ter contribuído para a enfermagem, tanto em termos de referencial como de metodologia, e que fora conduzida com primor foi "O cuidado no encontro de quem cuida e de quem é cuidado" (Silva, 1998). Uma pesquisa necessária ainda nos tempos de hoje, ao privilegiar, primeiro, o encontro entre ser cuidado e ser cuidador e, segundo, por colher informações do ser que é cuidado na experiência de ser cuidado. Seu estudo foi desenvolvido com base na fenomenologia de Van Manen.

Silva (1995) afirmou em seus textos que, sendo o cuidado a essência da enfermagem, este cuidar necessitaria ser, além de uma prioridade para os cuidadores da enfermagem, uma necessidade de aprofundar estudos teórico-filosóficos e exploratórios com base em diferentes perspectivas. Segundo ela, estudos desta natureza contribuiriam para um maior entendimento da complexidade deste assunto e para uma crescente qualidade da prática do cuidado na enfermagem. Lembra Madeleine Leininger a respeito de sua posição de que até tudo isto se torne viável e proporcione a desejada visibilidade do trabalho da enfermagem, o cuidado continuará invisível e permanecerá na condição de conceito nebuloso.

Estas conclusões são compartilhadas, ainda neste milênio, por filósofos e profissionais dedicados ao assunto (cf. Boff, 1912; Leininger, 1991; Mortari, 2018; Torralba, 2000).

Vários nomes poderiam ser elencados no Brasil em relação a estudos acerca do cuidar, muitos dos quais feitos por pesquisadoras do PIP C&C. Infelizmente, destes, a maioria atuou durante um breve período, colaborando com dissertações e pesquisas, porém trilharam outros caminhos dentro do universo de estudos científicos na enfermagem. Outros nomes de profissionais da enfermagem que, em alguma época, dedicaram-se a escrever ou teorizar sobre o cuidado, entretanto, atualmente, em menor número de publicações, dedicam-se a outras temáticas e interesses, diferentes do cuidado, porém com bases de ordem fenomenológica, sociológica, pedagógica e de gênero, por exemplo.

Mortari (2018), a exemplo de outros autores, aponta que mesmo considerando o amplo uso do termo cuidado e do maior interesse e crescentes publicações, o cenário ainda carece de um conhecimento adequadamente rigoroso e claro com base nas experiências ontológicas fundamentais, aquelas que compõem o tecido do cotidiano, se caracterizando como as coisas óbvias e, exatamente em função disto, ainda existem lacunas e um longo caminho a ser trilhado no sentido de se desenvolver uma "teoria interpretativa delas capaz de enunciar seu significado originário" e completa que por este motivo persiste "a necessidade de se traçar uma *analítica do cuidado*" (Mortari, 2018, p. 10).

Dentre outros nomes que poderiam compor a seleção de autoras que, de uma forma ou outra, têm tido uma forte atuação em relação ao tema cuidado, não poderia faltar uma personalidade no cenário da enfermagem, Iraci dos Santos, portadora de um currículo invejável que contém publicações sejam de artigos, capítulos de livros e livros, além de orientações, participação em bancas, organização de eventos etc.

Iraci dos Santos é sergipana e fez sua graduação em enfermagem pela Universidade do Estado do Rio de Janeiro, mestrado e doutorado em enfermagem pela Universidade Federal do Rio de Janeiro, livre-docência em pesquisa em enfermagem e pós-doutorado em filosofia da ciência na Universidade Federal de Santa Catarina; além de liderar o grupo de pesquisa "Concepções teóricas do cuidado em saúde e enfermagem", criou e presidiu o evento que iniciou em 2006, o Enfcuidar, atualmente (2023) em sua 10ª edição. O evento é promovido pelo Programa de Pós-Graduação em Enfermagem da Universidade do Estado do Rio de Janeiro (UERJ) e conta com a parceria dos Programas de Pós-Graduação em Enfermagem da Universidade Federal do Rio de Janeiro (UFRJ), da Universidade Federal do Estado do Rio Janeiro (Unirio) e da Universidade Federal Fluminense (UFF). Nesta 10ª edição do Enfcuidar, Iraci dos Santos será um dos nomes que encabeçará os prêmios a serem distribuídos aos melhores trabalhos científicos. O evento ocorre a cada dois anos e, desde 2016, estendeu-se a âmbitos internacionais a fim de contribuir na produção e divulgação do conhecimento acerca do processo de cuidar/cuidado, tendo em vista a excelência da prática de enfermagem.

Embora aposentada, Iraci dos Santos permanece atuante; dedica-se a trabalhos em diversos campos da enfermagem, dentre os quais podem ser destacados os que versam acerca da história da enfermagem, da enfermagem fundamental, da enfermagem na saúde mental e, ademais, seus estudos acerca da prática de cuidar, bem como o ensino e a pesquisa da sociopoética, um tema recorrente em sua trajetória acadêmica, visto que contempla o cuidar e possibilita ampliá-lo para a tríade cuidar/educar/pesquisar.

Na perspectiva da sociopoética, o conhecimento compreende o homem como um ser político e social, além de caracterizar-se como uma prática de educar, cuidar e pesquisar. A metodologia da sociopoética é utilizada e divulgada por Iraci dos Santos em vários trabalhos em conjunto com colegas e orientandas. Ela é compreendida como uma construção coletiva, uma importante ferramenta para o desenvolvimento do cuidado de enfermagem que possibilita uma aproximação do cliente por meio da interação e do diálogo. Essa metodologia inspirou-se na sociopoética criada por Jacques Gauthier, autor canadense, que, em passagem pelo Brasil, difundiu esse importante conhecimento e enriqueceu os estudos que englobam o cuidar/educar. É uma nova visão que favorece a auto-organização do pensamento grupal em relações de dialogicidade entre as pessoas e com o próprio ambiente; uma contribuição para a transformação poética das pessoas, gerando um conceito de cientificidade, de educação e de cuidar mais humana (Santos, 2005).

Saliento um belíssimo trabalho de Iraci dos Santos escrito a quatro mãos orientadora e orientanda, "A sociopoética como facilitadora na expressão de clientes com autoimagem alterada por afecções dermatológicas" publicada na Revista Enfermagem Atual em 2020. A orientanda, Patrícia Brito Ribeiro de Jesus, defendeu sua dissertação de mestrado em enfermagem pela UFRJ em 2014.

Companheira de Iraci dos Santos em várias publicações, com ênfase, sobretudo, na sociopoética, além de colaboradora na construção dos eventos Enfcuidar, é imprescindível mencionar Nébia Maria de Almeida de Figueiredo.

Nébia Maria de Almeida Figueiredo é graduada em enfermagem e obteve o título de mestra em 1991 e de doutora em 1994, ambas pela Escola de Enfermagem Anna Nery na UFRJ. Ademais, atua como docente na Universidade Federal do Estado do Rio de Janeiro (Unirio) no programa de graduação e pós-graduação. Publicou inúmeros artigos, livros e capítulos de livros, além de inumeráveis orientações de mestrado e doutorado. Pesquisadora de notável produção científica tecnológica e artístico-cultural na enfermagem, vários dos quais com ênfase no cuidar/cuidado. Seus escritos apresentam uma nota particular por conta de sua criatividade e expressão artísticas. Nestes, com alguns temas recorrentes, trata do corpo, do toque, do ambiente, da estética, da ética e da tecnologia dentro de um método do cuidado. Várias de suas publicações foram compartilhadas com Iraci dos Santos, Jacques Gauthier e outros na perspectiva da sociopoética.

Entre uma extensa lista, os livros que incluem as duas colegas, Iraci dos Santos e Nébia Figueiredo, vale mencionar as obras *Prática da pesquisa nas ciências humanas e sociais – Abordagem sociopoética*, publicadas em três volumes pela Editora Atheneu em 2005 e *Cuidar em enfermagem e saúde mental*, obra na qual atuaram como organizadoras e em parceria com outros autores. A lista de livros e artigos das autoras é vasta e, por si só, comporiam um livro.

Figueiredo traz uma interessante contribuição no livro *O corpo da enfermeira: instrumento do cuidado de enfermagem – um estudo sobre representações de enfermeiras* publicado em 1999 pela editora Revinter. Tem várias experiências em liderança no cenário artístico--estético da enfermagem, em cargos administrativos, em conselhos e em comissões. Foi agraciada com vários prêmios e homenagens e, em 2015, recebeu o título de Professora Emérita da Escola de Enfermagem da Escola Alfredo Pinto (EEAP). Colaborou com um capítulo em uma de nossas organizações de três volumes pela Artmed de 1998, "A dama de branco que transcende para a vida/morte através do toque" (Figueiredo, 1998, p. 137-169).

Por fim, não poderia deixar em branco a figura de uma das mais famosas enfermeiras no Brasil que, além de ter prestado um enorme serviço, dedicou-se a um estudo que deu origem a teoria das necessidades humanas; trata-se de Wanda de Aguiar Horta.

Wanda Horta nasceu em agosto de 1926 em Belém, Pará. Faleceu aos 54 anos em 15 de junho de 1981.

Além de seu trabalho, tornou-se conhecida pela expressão que na enfermagem tornou-se um mote: "somos gente que cuida de gente". Embora defendesse a enfermagem como uma ciência, a ciência de assistir o ser humano, não se caracterizou como uma teoria na linha do cuidado, porém este está implícito em todo o seu trabalho. Enfatizava que, na esfera do cuidado, assistir não é exatamente um sinônimo de cuidar. Estas distinções não foram esclarecidas por completo (Waldow, 1998) e, no Brasil, embora o verbo e o substantivo cuidar/cuidado estejam mais presentes, ainda há quem utilize o termo assistência no contexto da enfermagem. A meu ver, é inegável que a enfermagem cuida, embora também se caracterize por assistir quem necessita de ajuda. Porém, o cuidado apresenta origens, história e, portanto, comporta, qual Heidegger, uma ação que ultrapassa comportamentos e atitudes em seu processo de ser essencial, ou seja, "O cuidado é ontologicamente essencial: protege a vida e cultiva as possibilidades do ser" (Mortari, 2018, p. 10).

Voltando a nossa personagem ilustre Wanda Horta, em 1945 recebeu uma bolsa de estudos e graduou-se em enfermagem pela Escola de Enfermagem da Universidade de São Paulo (USP) em 1948. Cursou também biologia e, em 1958, tornou-se docente pela instituição em que se graduou. Obteve seu grau de doutora como livre-docente em enfermagem na Escola de Enfermagem Ana Nery, da Universidade Federal do Rio de Janeiro com a tese *Observação sistematizada na identificação de problemas de enfermagem em seus aspectos físicos*. Dentre seus cursos de pós-graduação, elenca-se o de pedagogia e didática aplicada à enfermagem na EEUSP.

A teoria das necessidades humanas básicas de Horta (1979) teve sua fundamentação a partir da teoria da motivação humana de Abraham Maslow que, por sua vez, define as necessidades humanas básicas em níveis, a saber, o nível das necessidades fisiológicas, da segurança, do amor, da estima e da autorrealização. Estas estão organizadas e configuradas de maneira hierárquica em uma pirâmide, ou seja, as necessidades mais baixas encontram-se na base da pirâmide, ao passo que as mais altas estão no topo. Fundamenta ainda sua teoria em João Mohana a partir das dimensões psicobiológicas, psicossociais e psicoespirituais. Sua teoria caracterizou-se por uma abordagem humanística buscando uma visão integrativa. Apoiou-se em três leis que regem os fenômenos universais – leis da hemodinâmica, lei da adaptação e lei do holismo (estes, pouco desenvolvidos).

O grande legado dessa teórica é o método de atuação de enfermagem – o Processo de Enfermagem – composto pelas seguintes fases: o histórico de enfermagem, o diagnóstico, o plano assistencial, o plano de cuidados ou prescrição, a avaliação e, por fim, o prognóstico de enfermagem. Algumas dificuldades que surgiram foram originadas da falta de utilização de padronização ao descrever as informações advindas das etapas do processo, e, por conseguinte, deram azo a um refinamento e complementação por intermédio da sistematização da assistência de enfermagem.

Como docente e, com base em seus estudos, criou um método que priorizava o desenvolvimento de habilidades e conhecimentos considerados necessários à formação profissional. Assim, o ensino dos instrumentos básicos de enfermagem foi pensado como uma estratégia para o desenvolvimento da assistência de enfermagem. Estes instrumentos eram formados por: comunicação, criatividade, destreza manual e habilidades psicomotoras, método científico, observação, trabalho em equipe, planejamento e avaliação. Estes instrumentos eram, portanto, considerados indispensáveis para a assistência de enfermagem realizada por meio do processo de enfermagem, de modo que foram amplamente utilizados na esfera do ensino na enfermagem fundamental.

A promulgação do exercício profissional de enfermagem data de 25 de junho de 1986 pela lei 7.498 e o Decreto 94.406 de 8 de junho de 1987 regulamenta a lei e a definição dos papéis das categorias na qual se destaca a sistematização da assistência de enfermagem como parte das atividades privativas da enfermeira. O processo de enfermagem, agora tomado como sistematização da assistência de enfermagem, é mérito oriundo dos estudos de Wanda Horta e é considerado por enfermeiras como a essência de sua profissão e conquista para a sua autonomia.

Conforme Wanda Horta, defender a enfermagem como uma ciência e as necessidades humanas básicas na enfermagem, significa representar um estado de tensões conscientes ou inconscientes, que resulta dos desequilíbrios homeodinâmicos dos fenômenos vitais em relação às necessidades humanas básicas.

A figura de Wanda Horta imortalizou-se na enfermagem brasileira e ficou conhecida como a baluarte da profissão; ademais, além de teorizar, gostava de escrever poesia, algumas das quais foram publicadas na revista por ela fundada *Enfermagem em novas dimensões* que circulou no período de 1975 a 1979. Uma época áurea na enfermagem, uma profissão composta, como denominava a inesquecível Wanda Horta, de "gente que cuida de gente".

Parte III

Paradoxos, interpretações, evolução acerca do cuidado na enfermagem

7

Comentários em relação aos estudos e teorias de cuidado

Madeleine Leininger e Jean Watson priorizam o cuidado como central à enfermagem, assim como Anne Boykin. A teoria de Leininger parte de uma abordagem antropológica fundamental para um cuidado integral, respeitando os valores, hábitos de vida e cuidados à saúde das pessoas de diferentes níveis culturais. Apoia-se também em aspectos filosóficos do cuidar e em uma visão holística e integral do ser humano-paciente. Para ela, o cuidado é universal, porém, é único e singular para cada indivíduo/paciente ao considerarem-se seus aspectos culturais.

Sua teoria rechaça a abordagem biologicista originada na medicina e que ora impera nos ambientes de saúde. Rejeita também a sistematização da assistência de enfermagem (SAE), pois considerava a metodologia uma aproximação semelhante aos protocolos médicos. Também rejeita a Associação norte-americana de diagnósticos de enfermagem (Nanda), pois o cuidado recairia em uma padronização incompatível com seus princípios humanizantes. Para a pesquisa acerca do cuidado, recomendava abordagens qualitativas.

De personalidade forte, ressaltava que certas expressões não eram usadas em sua teoria, portanto, também não o seriam na prática, tais como "intervenção de enfermagem", bem como a expressão "problema de enfermagem".

Em sua teoria, apresenta diversos conceitos e suas respectivas definições que facilitam bastante a compreensão do pensamento que direciona a referida teoria. Consta também em seu capítulo acerca da pesquisa os achados encontrados em algumas culturas, priorizando os valores culturais e seus respectivos significados e modos em 1991 e em outras edições; os construtos foram identificados em aproximadamente 54 culturas, totalizando 175.

A teoria de Leininger, a qual inclui o Modelo de Sol Nascente para a prática, parece de fácil acesso e compreensão. Hoje, mais do que nunca, parece ser bastante viável, considerando as imigrações em vários países e, mais recentemente, pelo grande afluxo de populações migratórias. O Brasil não foge dessa realidade, de modo que é possível utilizar a teoria transcultural em solo brasileiro. O que parece, no entanto, e que julgo uma desconsideração e/ou falta de conhecimento das ideias da autora, refere-se à tentativa de colocar a prática do cuidado com o seu referencial em forma de um processo de enfermagem com a SAE. Por outro lado, vejo essas faltas de consideração e de respeito como falhas no ensino da enfermagem, especial no que tange à ética e a uma dificuldade em se orientar estudantes que, com os devidos instrumentos (que poderiam ser os instrumentos básicos de Horta) e com o estudo e desenvolvimento de pensamento crítico, além de outras estratégias trazidas mais adiante neste texto, seriam viáveis para motivar os alunos e iniciantes na profissão a serem capazes de criar e de se adequar a um processo de cuidar com base no contexto atual de cada pessoa/paciente. Este deveria ser baseado em um processo dinâmico tendo como base a situação de cada cliente, o contexto em que ocorre o cuidado, o tempo, os recursos e a disponibilidade dos cuidadores.

Apesar de não concordar com as tradicionais análises e avaliações de teorias, Leininger apresenta em sua teoria uma série de conceitos de pessoas, de saúde, de meio ambiente e de enfermagem de uma forma bastante particular e completa, diferenciando alguns como o de cuidado (cuidar, cuidado), o de cultura de cuidado, o de diversidade cultural de cuidado, o de universalidade cultural de cuidado, o de enfermagem, o de visão de mundo, o de dimensões culturais e estruturais, o de meio ambiente, o de sistema de cuidado genérico (indígenas, folclóricos) e o de sistemas profissionais de cuidado e de saúde.

Os cuidados culturais previstos em seu Modelo Sol Nascente (*Sunrise Model*) são: preservação ou manutenção; acomodação ou negociação; repadronização ou reestruturação e o cuidado cultural congruente de enfermagem.

A teoria de Watson, por sua vez, tem como ponto de partida o cuidado transpessoal, uma experiência vivida por ambos, paciente e enfermeira(o) no momento de cuidado.

Sua teoria está fundamentada na perspectiva holística e na psicologia transpessoal. Apoia-se também na filosofia, além de noutras ciências e no budismo. Apresenta apenas quatro dos tradicionais conceitos constantes nas teorias: saúde, enfermagem, pessoas ou ser humano. Não traz o ambiente em relação ao metaparadigma, embora em uma parte de sua narrativa se refira ao meio como aquele que cerca a pessoa/paciente no lugar em que é cuidado e que a enfermagem é o ambiente. Em análise da teoria pelo modelo de Chinn&Kramer (2018), alguns pontos a respeito do meio ambiente estão "implícitos" e mencionados nos fatores de cuidado, ou seja, criar um meio ambiente de *healing* (restauração) – o meio ambiente físico e não físico promoveria o cuidado de enfermagem. De toda forma, parece que essas análises, outrora consideradas passaportes para se creditar uma teoria, hoje já não desempenham este papel, ao menos em relação às teorias de paradigma qualitativo. Outro ponto a se destacar é que, tanto quanto sei, poucas ou quiçá nenhuma teoria foi desenvolvida nestas últimas décadas privilegiando o cuidado.

Watson utiliza o método de resolução de problemas, portanto não rejeita a SAE, até porque não se manifestou contrária a este fundamento em suas publicações, supondo-se que permite textos e pesquisas utilizando sua teoria e com o plano assistencial/processo de enfermagem.

Pode-se dizer que, em sua evolução, a teoria e o pensamento de Jean Watson tornaram-se distintivamente espirituais e, na ciência da enfermagem, considera o cuidado como uma ciência sagrada.

Entre suas considerações, vale destacar que o Cuidado Humano é permeado de valores morais, não contempla julgamentos e se caracteriza como um pensamento *per se.* É ético por natureza.

Para Jean Watson (2018) o cuidado constitui-se em um conhecimento complexo porque envolve experiências vividas no momento, a cada momento, difíceis de serem previsíveis e não ocorrendo como um fenômeno *per se.* Dessa forma, o conhecimento do cuidado é assim como muitas das importantes ideias da história, as quais buscam definir e sustentar nossa humanidade: fenomenal, difícil de descrever e incompreensível.

Uma de minhas dúvidas em relação à teoria de Jean Watson diz respeito a como atuar na prática tendo em vista os princípios de sua teoria, sobretudo a de uma relação transpessoal e de sua afirmação de que o cuidado é experienciado a cada momento, aspectos que dificultam a previsibilidade. Esta sua afirmação se encontra deslocada, contrapondo a suas considerações em que situações previsíveis são elencadas. Em situações tão frequentes na atual realidade dos ambientes da saúde em que a permanência dos pacientes hospitalizados é cada vez mais breve e a relação entre a enfermagem, pacientes e familiares, é cada vez menor, como seria possível atuar, de forma adequada, com os fatores de cuidado/processo clínico *caritas* e/ou processo *caritas/veritas*? Essa dúvida talvez decorra de uma falta de conhecimento mais profundo da teoria e do grau de sua complexidade. Chinn & Kramer, por exemplo, referem a complexidade da teoria de Jean Watson, o que torna difícil pô-la em prática, embora seja inegavelmente uma teoria de grande relevância.

Vale ressaltar que outras dificuldades encontradas por estudiosos de linhas tradicionais dizem respeito a sentimentos, afetos, características das relações transpessoais, a intersubjetividade e, por exemplo, as evidências da presença e valor que, entre outros aspectos, colocam o tema e as pesquisas acerca do cuidado como carecendo de cientificismo. No entanto, vale também ressaltar autores que defendem algumas destas características e que se tornam mais de cunho feminino, sem, no entanto, pertencerem a um conhecimento científico e filosófico, tais como Gilligan, Noddings, Torralba, Boff, Mortari e na enfermagem, Fry, Griffin, Gaut, Roach, entre outros.

A teoria de Watson é baseada em fundamentos altruístas de espiritualidade, de respeito e de consideração ao ser de cada um. Nesta teoria, o indivíduo deve ser o centro do cuidado, visualizado em uma situação vivencial única. Na relação estabelecida com a enfermeira, ambos compartilham uma experiência que constitui um encontro intersubjetivo e transcendental. Um ponto contraditório é a conotação filosófica, psicossocial e espiritual de sua teoria que contrapõe práticas a ações protocolizadas, predeterminadas e previsíveis a fim de buscar resultados e mudanças mais direcionadas ao serviço e aos padrões institucionais. Refere que seu primeiro livro *Nursing: the philosophy and science of caring* apresentava o centro original e a estrutura para o que viria a ser a *Theory of Human Caring: 10 carative factors.* Segundo a autora, os fatores de cuidado foram identificados como aspectos essenciais na enfermagem e que, sem eles, as enfermeiras não estariam praticando uma enfermagem profissional; sem eles a sua prática seria desempenhada como as de técnicos ou trabalhadores habilitados, porém sob o dominante modelo médico dominante centrado na doença e na cura (Watson, 2007). Sua posição leva a perguntar ou supor que enfermeiras desenvolvem uma prática diferente da dos demais membros da equipe? Estes membros não seriam considerados profissionais? Como seria o trabalho em equipe sob diferentes maneiras de cuidar? A enfermeira não seria responsável por comunicar os aspectos essenciais de sua teoria para serem considerados na prática de seus parceiros técnicos de enfermagem? Considerando a teoria de Watson, procedente de uma realidade como a do contexto dos Estados Unidos, a enfermeira estaria fazendo um trabalho à parte, isolado, um encontro em que só ela estaria preparada, ou seja, segundo a teorista o relacionamento humano de cuidado é transpessoal; ele conota um tipo especial de relacionamento, uma conexão com a outra pessoa, um alto respeito e consideração pela totalidade da pessoa e seu ser-no-mundo. Nesse tipo de relacionamento, segundo suas palavras, a enfermeira entra na experiência de outra pessoa [o que difere de empatia] e a outra pessoa pode entrar na experiência da enfermeira. Para Watson, considerando sua nova versão da teoria e em sua mais recente publicação *Caring science as sacred science*, este singular relacionamento recém-mencionado constitui um ideal de intersubjetividade no qual ambas as pessoas estão envolvidas. Quando completada uma união, forma-se uma conexão espiritual além do ser pessoa que transcende o físico. No relacionamento transpessoal em que há uma junção de campos, como esta relação singular seria ou poderia ser passada aos outros profissionais? Pois, sendo uma tão íntima comunhão em que a enfermeira seria capaz de compreender a experiência vivida pelo paciente, ela poderia revelar as informações compartilhadas entre ambos? Teria permissão para isto? Seriam utilizados para completar os dados do processo de enfermagem e serem usados conforme os protocolos e classificações diagnósticas?

Considerando o exposto, por óbvio a enfermeira, para obter um relacionamento desta natureza, deverá conquistar a confiança integral da pessoa, no caso do(a) paciente e, penso, inclusive obter sua permissão para conectar-se na forma descrita. Caso contrário recairia em uma invasão de privacidade, de direitos e de total des-cuidado ou não cuidado.

Enfermeiras necessitariam de um longo preparo e comprometimento para que possam ser consideradas aptas a desenvolver este tipo de proximidade. De minha parte, necessitaria receber toda uma orientação de estudos para compreender e aplicar sua teoria. O relacionamento previsto na teoria de Watson me parece mais plausível, relativo ao que Noddings (1984) menciona como "*engrossment*" e que Benner & Wrubel (1989) trazem em algumas das narrativas nos encontros entre enfermeira e paciente.

Por outro lado, em seus 10 novos fatores de cuidado, os 10 processos *caritas*, está incluído o processo de enfermagem, o que é diferente do que defendemos como processo de cuidado (Waldow, 1998; Waldow, 2012). O processo a que se refere se enquadra nos moldes do processo que incluem e se baseiam no método de resolução de problemas. É um processo clínico em que a enfermeira utiliza todos os modos de saber/fazer/ser; não é considerado um processo linear, contudo se utiliza do modelo do processo de enfermagem, que se enquadra em um processo de linearidade. É um processo que envolve o uso total do *self* e de todas as faculdades, conhecimentos, instintos, intuição, estética, tecnologia, habilidades, empiricismo, ética, pessoal e, além disso, conhecimento espiritual, pois a enfermeira, por exemplo, ao entrar no quarto do paciente, "capta" (minhas aspas) o "*gestalt*" por meio da leitura do campo, no instante. Em um modelo para a prática de uma ciência do cuidado, todo o conhecimento é de valor e de acesso ao cuidado clínico (Watson, 2007, p. 129-135).

Infelizmente, o que se vê na prática em nossa realidade brasileira, a qual difere bastante da americana, é a enfermeira se caracterizar por exercer uma prática na qual a equipe de enfermagem é constituída por auxiliares e técnicos de enfermagem que estão mais presentes e conseguem construir laços bem mais próximos ocupando um papel de ouvinte, de afetividade, de solidariedade, de modo que se comunicam, interagem, tocam o paciente com muito mais frequência e proficiência do que as enfermeiras. Isto considerando não a totalidade dos profissionais, como se verá mais adiante. Fato, contudo, é que a enfermeira que se encontra ausente estabelece pouca ou nenhuma interação com o paciente.

Em relação ao estudo de Roach, por não ser uma teoria não apresenta tantas considerações para que se possa fazer comentários. Como não poderia deixar de ser, Sister Simone Roach traz a visão de enfermagem com base em duas perspectivas bastante presentes considerando sua formação religiosa, a saber, a perspectiva filosófica e a perspectiva teológica.

Seu estudo é fortemente direcionado à questão dos valores e frisa que cuidar é uma resposta a eles. Considera o cuidado como o modo humano de ser; na enfermagem, o modo humano de agir. Os cinco cês, que depois se tornaram seis, foram usados como uma estrutura, que sugeriam categorias do comportamento humano nas quais o cuidado profissional poderia ser expresso. Enfatiza que o cuidado não é de domínio particular de qualquer profissão, no entanto, em seu ver, na enfermagem ele assume particularidades que o tornam único. A enfermagem exerce a profissionalização do cuidar. Outra ênfase em seu trabalho é a ética, visto que é deveras relevante. A capacidade de cuidar é primordialmente considerada uma fundação de consciência moral e o imperativo ético é fundamental na prática da vida profissional (Roach, 1992). Já fazia previsões acerca do futuro nas quais mencionava o "paraíso perdido" (*paradise lost*). Menciona a desunião e a desarmonia na crise de valores a intrusão tecnológica, em seu ver, não significa indiferença dos profissionais em oferecer um cuidado centrado nas pessoas, mas, ainda assim, seriam afetados por ela. O perigo, segundo a autora, reside em determinar se isto seria suficiente para cimentar a promoção de uma filosofia holística com a qual os profissionais, principalmente os da área da saúde, possam estar comprometidos com o cuidado e com seus princípios e valores.

Seu trabalho também foi relevante na educação da enfermagem, buscando semear as implicações éticas do cuidado.

A próxima teórica, Anne Boykin, desenvolveu seu trabalho denominado *Nursing as Caring* – Enfermagem como cuidado – cuja teoria é fundada em algumas hipóteses, tais como o ser humano ser um ser de cuidado, tal qual Roach profetizara; que *personhood* – *a* pessoalidade – é o processo de viver no cuidado e, ademais, que a capacidade para a pessoalidade pode ser nutrida na relação com outros ao se viver o cuidado. Outra hipótese importante é a de que as pessoas são inteiras no momento, e crescem de momento a momento. Assim, por meio desta fundação a enfermagem nutre pessoas por intermédio do entendimento de que vivem o cuidado no momento e crescem em cuidado momento a momento. A experiência de ambos, ser que cuida e ser cuidado, traz a esta experiência a plenitude de seu ser, suas totalidades.

Os relacionamentos, um importante aspecto da teoria de Boykin, expressam a importância do cuidado da pessoa na condição de pessoa, ou seja, a intenção é conhecer o outro, assim como o desejo de estar aberto e receptivo ao outro; envolve um modo de ouvir e comunicar-se através dos quais seu *self* é oferecido, uma conexão inspirada na presença e que a enfermeira responde com uma expressão única e genuína de cuidado. A reflexão e o diálogo dão forma ao momento, influenciando e propiciando a resposta da enfermeira com tal característica de cuidar, que é, ao mesmo tempo, sensível e humana. A pessoa se sente livre e confortável em expressar-se, compartilhando sua história e sua experiência tais como são efetivamente vividas.

Chamo a atenção para como Boykin e Schoenhofer se posicionam em torno do relacionamento entre a enfermeira e o paciente, ou seja, a enfermeira se desloca para este relacionamento com a intenção de conhecê-lo como uma pessoa de cuidado (ser de cuidado), utilizando modos de conhecimento capazes de oferecer a si mesma como ser de cuidado disponível criando, desse modo, um contexto de cuidado e de crescimento. Esse modo me parece mais lógico para travar um relacionamento de cuidado. Por certo, a enfermeira estará comprometida com os princípios e valores de cuidar, estará responsável e ciente do significado do cuidado.

A relação de cuidado a partir da perspectiva da teoria de Boykin & Schoenhofer pode ser comparada ao que é proposto na teoria de Watson. E, para acrescentar, parece bastante oportuno trazerem, nesse sentido, as contribuições de Carol Leppanen Montgomery que apontam para uma questão que a enfermagem, em qualquer de suas categorias, enfrentam, a saber, o envolvimento com pacientes e familiares.

Existe um envolvimento e uma conexão maior em situações com pacientes em fase terminal, sobretudo crianças e jovens, e em casos de doenças de longa duração. Não é raro um envolvimento exacerbado, e o desgaste, a exaustão e o estresse são frequentes. Não é de se admirar que enfermeiras e demais membros da equipe evitem maior envolvimento e acabem se afastando de seus pacientes numa tentativa de se protegerem. Contudo, cumpre lembrar que no cuidado é difícil manter distância, pois cuidado é amor, é solidariedade, é disponibilidade, é presença, é empatia. O cuidado deve ser acolhimento, respeito, consideração, aceitação e deve ser preservado, nutrido e desenvolvido em um ambiente; as pessoas (aqui nos limitaremos à enfermagem) formam uma equipe, uma equipe que trabalha num mesmo contexto convive num ambiente de cuidado no qual suas experiências, isto é, as relações, são relações de cuidado. São relações nas quais há respeito e aceitação de pessoas que são parceiros e compartilham conflitos, sentimentos e sofrimentos em decorrência de sua experiência com a doença, com a dor, com a hospitalização, com as perdas e com uma série de situações difíceis que acometem tanto cuidadores como seres cuidados.

O estudo de Montgomery é sobre conexão espiritual. Segundo ela, o cuidado possibilita um envolvimento emocional de forma mais íntima que desafia as convencionais suposições de que distância e objetividade são necessárias para que a enfermagem desenvolva um cuidado efetivo. A meu ver, a conexão para Montgomery deve ser compreendida a partir do ponto de vista do cuidado (como até agora tratado), visto que transcende o *self*, o tempo e o espaço, permitindo acessar a energia universal. A autora dá ênfase ao nível espiritual, um profundo envolvimento compartilhado que, entretanto, não sucumbe a formas destrutivas de um superenvolvimento. Ela ressalta que esse envolvimento não toma a experiência do outro como sua posse, além de que seu foco nunca é ou deve ser no *self* da enfermeira.

A transcendência espiritual atua como uma fonte de energia e como um recurso para lidar com a perda e o sofrimento. A experiência e as diferentes situações vividas retornam como sensação de realização e paz, pois conseguem perceber que realizaram um relacionamento significativo; enfermeiras referem um sentimento de paz e plenitude apesar da exaustão e da dor. A despeito do sofrimento que envolve as situações em que se sentem mais envolvidas, sentem terem realizado um cuidado de qualidade. As experiências relatadas também são encaradas de forma estética nesse tipo de relacionamento, pois experienciam uma sensibilidade descrita como sincronicidade, ritmicidade e harmonia. A natureza espiritual da conexão serve como um importante recurso do qual o(a) cuidador(a) pode derivar significados que o(a) sustenta para atravessar perdas, dor e outros estressores associados ao cuidado. Montgomery conclui que, assim como o cuidado é a essência da enfermagem, para ela, transcender nosso ego e encontrar um significado tão grande no relacionamento pode constituir a essência do cuidado.

O trabalho de Marie-Françoise Collière, a meu ver, é irretocável. Sua análise dos "cuidados" apresenta conotações antropológicas e sociológicas ao trazer a historicidade dos cuidados. Traz, com ênfase, a posição da mulher na sociedade – subalterna e desvalorizada – e, assim, na prestação dos cuidados que ficam sujeitos à supremacia médica e organizacional que valoriza a dimensão econômica. Busca reencontrar, em sua obra, o sentido original dos cuidados, identificar sua natureza e permitir que os prestadores de cuidados, em posse destes conhecimentos, ofereçam uma visão mais realística e menos idealizada, encontrando uma satisfação de existir realizando o sentido da sua profissão. Advoga por uma ciência dos cuidados enriquecida pela experiência empírica, pela arte e pelo saber. Em seu entendimento, enfermeiras, por suas funções, são particularmente conduzidas a desenvolver e a revelar esta ciência dos cuidados.

O trabalho de Benner, *From Novice to Expert* e subsequentes em coautoria tais como com Cristine Tanner e Wrubel, não se caracterizam, explicitamente, por propostas acerca do cuidado e de suas implicações para o ensino, contudo, em vários destes trabalhos, utilizando narrativas e nelas privilegiando a estratégia de incidente crítico acerca das experiências vivenciadas por enfermeiras, o cuidado está presente. Não é um trabalho teórico acerca do cuidado e sim uma pesquisa na qual se pode identificar comportamentos de cuidado e, na maioria das narrativas, sobretudo das de enfermeiras de nível proficiência e de peritas, a utilização de elementos como intuição, rapidez de ação, reflexão na ação, controle da situação, autonomia, conhecimento clínico, julgamento clínico etc. Caracteriza-se por uma pesquisa a respeito da prática clínica na qual o cuidado é baseado em atenta observação, em conhecimento, em julgamento clínico, em pensamento crítico e em poder de decisão. Claramente essa abordagem contribui para a esfera educativa na formação profissional. Enfermeiras usam o poder do cuidado que oferecem e, ao mesmo tempo, empoderam o paciente, o que, por sua vez, resulta em uma satisfação para ambos. Por certo, o tipo de cuidado que denota o poder da enfermeira ao cuidar pode ser considerado como atitude autônoma que não é observado nas enfermeiras novatas, mesmo em novatas avançadas. A experiência é decisiva, porém essa experiência não está relacionada ao tempo de prática, ou seja, não se dá em função da longevidade na prática, mas na experiência, fruto não só deste tempo, mas da conjunção de vários elementos na atuação e de uma conexão da teoria com a prática. Ou seja, é fundamental o ensino-aprendizagem do futuro cuidador(a) – enfermeiro(a) com fortes bases educacionais. A escola e seus docentes devem ter uma formação e uma estrutura capazes de desenvolver práticas de julgamento clínico, pensamento crítico e várias experiências simuladas para uma reflexão durante a ação e após seu término. Enfermeiras expertas não necessitam ater-se a protocolos de atuação, sua ação é imediata, lançando mão de seus conhecimentos teóricos próprios e aprendidos.

A única teoria concebida como tal no Brasil de Wanda Horta, apesar de sua relevância e impacto no exercício profissional de enfermagem, apresenta alguns de seus elementos muito pouco desenvolvidos.

Se fosse sujeita à análise de autoras a respeito de teorias tais como Chinn & Kramer, não satisfaria os critérios para se enquadrar no nível de teoria. Contudo, conseguiu satisfazer às enfermeiras em suas práticas e com extensas e satisfatórias aplicações, bem como resultados no desenvolvimento do processo de enfermagem, sendo um tema obrigatório na esfera do ensino.

7.1 Alguns denominadores comuns entre teoristas e estudiosas do cuidado

Madeleine Leininger, como afirmado anteriormente, era crítica ferrenha da abordagem biologista no cenário da saúde, em particular no da enfermagem. De personalidade forte e "sem papas na língua", como se diz, rejeitava a sistematização da assistência, considerando sua metodologia (processo de enfermagem) uma aproximação semelhante aos protocolos médicos. Da mesma forma, era contrária aos preceitos da Nanda, pois o cuidado, segundo ela, recairia em uma padronização dessa organização que destoaria por completo dos princípios humanistas e holísticos de seu trabalho.

Em relação ao trabalho de Watson, em minha opinião é difícil caracterizar seu pensamento, sobretudo ao levar em conta suas recentes atualizações e aproximações espiritualizadas; seu posicionamento em relação à aplicação de sua teoria na prática de enfermagem dentro do formato do processo de enfermagem e com toda uma sistematização, como preconizado pela SAE, parece-me bastante contraditório. Isso porque toda a sua teoria é baseada em fundamentos altruísticos de espiritualidade, de respeito e de consideração ao ser de cada um, sendo que este ser deve ser o centro do cuidado e deve ser visualizado em uma situação vivencial única na qual a enfermeira exerce seu duplo papel, de modo que ambos comunguem uma experiência que se constitui em encontro intersubjetivo e transcendental. A conotação filosófica, psicossocial e espiritual de sua teoria contrapõe práticas com ações protocolizadas, predeterminadas e previsíveis na busca de resultados e mudanças mais direcionadas ao serviço e padrões institucionais.

As autoras Boykin & Schoenhofer rejeitam o processo de resolução de problemas, a SAE e a classificação diagnóstica, pois, para elas, o conhecimento de enfermagem *per se* é perdido. Em um dos capítulos do livro editado por William Cody (2006), *Philosophical and theoretical perspectives for Advanced Nursing Practice, - Reframing outcomes: enhancing personhood*, as autoras apresentam uma narrativa de uma situação que reflete uma teoria explícita de enfermagem, a da enfermagem como cuidado. Alertam para a frequente depreciação deste tipo de abordagem do cuidado, já que não se propõe a objetivos que resultem em reconhecimento de valor econômico, ou seja, do custo-benefício na contabilidade do cuidar. Em várias situações de cuidado na enfermagem, enfermeiras adeptas de uma enfermagem que privilegia o cuidado em uma forma que não se encaixe dentro dos modos protocolizados às vezes se frustram e acabam sucumbindo ao tradicionalismo a ser comentado mais adiante.

Benner e suas colegas enfatizam uma rejeição às classificações diagnósticas protocolizadas que impedem a criatividade e a autonomia da enfermeira e que se limitam a determinados diagnósticos que nem sempre particularizam o apresentado pelos pacientes. Em relação ao processo de enfermagem, concordam com uma forma de aprendizado na formação profissional e com um recurso a ser utilizado por enfermeiras iniciantes, ou novatas, as quais deverão posteriormente desligar-se deste instrumento.

Collière critica o "processo de cuidados" (processo de enfermagem) que, ao seguir um determinado modelo, "dita o modo de abordar os doentes e as pessoas saudáveis e regula o que se deve esperar para eles, deixando na maioria das vezes na sombra o que não se manifesta numa 'recolha sistemática de dados'" (Collière, 2003, p. 9). Pontua que os procedimentos ditam protocolos e que, à semelhança dos médicos, dão origem ao estabelecimento de "um sistema de classificação de diagnósticos" (Collière, 2003, p. 10). Refere que, se houver um discernimento dos cuidados a propor e a realizar, devem ter como objetivo chegar a um diagnóstico que justifique as decisões dos cuidados. No entanto, alega que as definições e classificações de "diagnósticos de enfermagem" se apresentam mais como um meio de conquista para afirmar a autonomia da profissão, sempre em crise de identidade, do que como uma possibilidade de desenvolver a capacidade de elaborar um "diagnóstico de cuidados" (Collière, 2003, p. 10).

Em relação às práticas baseadas em evidências, constato que também existem pontos de divergência entre autores e que podem ser refletidos e analisados em uma publicação de William Cody (2006). Várias perspectivas do ponto de vista de teoristas e proeminentes estudiosas são reunidas, cujo objetivo a alcançar foi primordialmente o de avançar as discussões em prol de uma prática avançada na enfermagem.

Algumas questões postas me pareceram pertinentes para abrir uma discussão, tais como: para que fins a evidência é buscada? E relacionada a esta questão, qual a natureza da evidência? Os autores (Romyn *et al.*, 2006) questionam se a enfermagem estaria realmente pronta para adotar tal agenda – prática baseada em evidências.

Mitchell (2006), uma forte oponente às práticas baseadas em evidência, sustenta que a evidência não construirá um conhecimento de base para a prática de enfermagem. Para ela, a prática baseada em evidências obscurece a relação entre prática e teoria. A finalidade das experiências das práticas baseadas em evidências seria o controle por meio de intervenções, ou seja, resultariam em intervenções prescritivas.

Caliri, Marziale e Palucci (2000) utilizam ideias e definições de autores e, por eles inspiradas, mencionam que "o processo de implementação dos resultados da pesquisa envolve a produção de conhecimentos, sua disseminação e utilização de forma a mudar a situação clínica" (Caliri; Marziale; Palucci, 2000, p. 103). Diferentes modelos e projetos têm sido utilizados e estão disponíveis; trazem exemplos de protocolos com base em evidências, e são, em sua maioria, de origem internacional. Outros autores (De Domenico; Costarde Ide, 2003) também apresentam suas opiniões e definições. Os autores elencados colocam as dificuldades e limitações para a execução de uma prática baseada em evidências e observam que é necessária uma análise crítica acerca das qualificações profissionais, do que fazer a respeito delas e de como se deve fazer o investimento inicial na formação desses profissionais.

Em estudo conduzido por Pedrosa, Oliveira, Feijão e Machado (2015) aponta-se a deficiência das pesquisas que supostamente estariam amparadas pelas melhores evidências científicas, de forma a serem utilizadas na prática de enfermagem. Destacam a necessidade de maior organização de estudos metodológicos mais rigorosos, de uma capacitação do(a) enfermeiro(a) assistencial na busca, desenvolvimento e utilização da pesquisa na prática profissional a fim de mitigar, ou até mesmo anular, a dicotomia entre pesquisa e cuidar.

Os assuntos/temas das pesquisas arroladas para comporem a qualidade de prática baseada em evidências (PBE) são tão vastas e diversas que me permito opinar que é um trabalho hercúleo.

A organização, levando-se em conta que o objetivo é chegar a um denominador comum em relação a temas, termos, resultados, qualidade das pesquisas consiste, a meu ver, em ser difícil estabelecer uma base compreensível para o que será a evidência clínica. Por outro lado, acredito ser um trabalho de longa duração até se encontrarem as melhores evidências.

Boykin & Schoenhofer (cf. Cody, 2006) afirmam que os protocolos gerados pelas PBE, assim como outros protocolos na enfermagem, falham em comunicar a riqueza da experiência obtida dentro do contexto das situações de enfermagem; uma falta em especificar o valor agregado da enfermagem na contribuição do/para o cuidado. Por outro lado, segundo as autoras, falham também em "conhecer" realmente o paciente e sua experiência com a enfermidade, tratamento, hospitalização, cuidado etc., e que, por sua vez, desmotivaria o profissional em utilizar sua criatividade e conhecimento pessoal, além do conhecimento empírico, limitando-se a padrões pré-estabelecidos. Essas autoras também formulam uma questão: qual a natureza da contribuição para as situações particulares de cuidado à saúde?

Um grupo, liderado por Fawcett (cf. Cody, 2006) encoraja a toda enfermeira(o) a reforçar uma abordagem holística que reivindique uma descrição mais compreensiva da evidência baseada na enfermagem prática, uma descrição que permita a crítica e interpretação da evidência obtida da investigação e que possa ser guiada pelas teorias éticas, pessoais, estéticas e empíricas (vide Carper), assim como por qualquer outro tipo de teorias que possam emergir de uma nova compreensão da enfermagem na condição de ciência humana e de disciplina prática da enfermagem.

Pode-se constatar que existem muitas questões a serem refletidas, analisadas e discutidas a fim de se alcançar um consenso que caminhe em direção ao avanço da enfermagem e a uma prática que melhore a saúde e a qualidade de vida dos pacientes.

Parte IV

O poder do cuidado

8

A educação em enfermagem por meio do poder do cuidado

Construindo pontes para uma prática de excelência

As funções e papéis da enfermagem em situações clínicas tais como no cuidado têm se tornado tão complexas que não é mais possível padronizar ou rotinizar muito do que enfermeiras e suas equipes fazem. Os períodos de hospitalização têm sido drasticamente reduzidos, as tecnologias têm resultado modificações tanto nos procedimentos cirúrgicos quanto nos tratamentos que contribuem para esta redução da permanência na instituição, não permitindo um contato maior com os pacientes. Estas e outras mudanças requerem uma atuação altamente qualificada por parte da enfermagem como um todo.

A separação entre os papéis instrumental e expressivo também requer atenção diferenciada, pois o cuidado abrange os dois aspectos. Comportamentos de enfermeiras peritas (Benner, 1984) ou qualificadas não podem ser padronizados, pois a competência em uma situação envolve uma interpretação acurada de respostas específicas para uma situação específica. Enfermeiras fazem ou deveriam fazer uma leitura da situação do paciente e devem tomar decisões que sejam direcionadas especificamente à situação em particular. Essas profissionais sabem e realizam o que se denomina "estabelecer prioridades". No entanto, em seguida ocorre que as enfermeiras munidas de informações de suas equipes falham em fornecer informações consideradas de menor importância e que, no entanto, são determinantes para o bem-estar do paciente.

Para Benner, a aquisição de habilidades baseadas na experiência e consequente conhecimento extraído são mais seguros e rápidos quando vinda de uma base educativa sólida. Aponta que o conhecimento intuitivo é originado da experiência adquirida; favorece uma compreensão e observação clínica para agregar um excelente desempenho.

A(o) estudante de enfermagem, à medida que ganha experiência, assim como a(o) novata(o), desenvolve uma mescla de conhecimento teórico e prático cujo resultado é o conhecimento clínico. Desta forma, adquire perícia/competência, pois passa a ser capaz de atuar sob princípios e, além disso, é capaz de modificá-los segundo uma situação real específica.

Trago um exemplo ocorrido recentemente com um familiar hospitalizado após cirurgia de fratura no fêmur em membro já com artroplastia de quadril e que sofreu diversas luxações. Em uma das várias internações, estava na ocasião em um quarto pequeno de dois leitos e com um banheiro minúsculo. A enfermeira e a nutricionista faziam visitas ocasionais para avaliar a satisfação da paciente e ouvir alguma queixa de dor, mudança de algum alimento etc. A paciente tinha limitações para deambular devido aos recorrentes episódios de luxação decorrentes do pós-operatório. Mantinha exercícios fisioterápicos diários, caminhava com andador e portava uma órtese de Milgram. No banheiro, minúsculo, necessitava da cadeira higiênica para usar o vaso sanitário, cuja altura era baixa, e para o banho. Levá-la ao banheiro exigia bastante esforço com a órtese, o andador, a cadeira higiênica que tomava espaço e sempre acompanhada de alguém da enfermagem, cuidadora ou acompanhante. No quarto, por vezes ficava inviável de se transitar, com duas mesas de refeições, duas poltronas e duas cadeiras. Quando a enfermagem vinha para fazer a medicação, o controle dos sinais vitais ou a higiene trazia carrinhos que não eram pequenos. Em uma ocasião, um dos médicos chegou a reclamar, pois não conseguia passar para acessar o leito da paciente. Recorri à enfermagem que sugeriu ir ao setor de distribuição de leitos, e a resposta foi a de que nada poderia ser feito, pois o hospital estava lotado e que, caso insistisse em mudar de quarto, teria de ocupar um quarto privativo e arcar com os custos correspondentes. O próximo passo foi a auditoria, que me recebeu melhor, ouviu o relato da situação e ficaram de solucionar o problema.

Por sorte, passou uma enfermeira cuja função era a de ouvir pacientes e familiares, receber reclamações e buscar soluções. Foi a primeira vez durante nossa longa maratona pelo hospital em diferentes andares e leitos. O hospital conta com várias equipes compostas de enfermeiras, como a equipe de prevenção de quedas, a equipe para verificação de acessos venosos, a equipe que realiza a colocação do PICC[11] (cateter central de inserção periférica), a de infecção e assim por diante.

A enfermeira ouviu as dificuldades e pediu para que aguardasse seu retorno. Apesar de nosso ceticismo quanto à situação, ela voltou e nos convidou para visitar outro quarto e ver se este estaria condizente com as necessidades da paciente. Foi estupendo: um banheiro espaçoso,

11 O PICC, na sigla em inglês, é um dispositivo periférico que se insere em uma veia do braço até o nível do coração, tendo sua ponta localizada em nível central, guiado por um aparelho de ultrassom até a junção cavo-atrial. Promove a terapia intravenosa por tempo prolongado e de forma segura, garantindo a preservação da rede venosa periférica, evitando dor e desconfortos gerados por múltiplas punções. A inserção do PICC é de competência técnica e legal do enfermeiro, conforme a resolução Cofen n. 258/2001 (cf. *Guia de orientação para pacientes* do Time de Terapia Infusional do Hospital Moinhos de Vento, Porto Alegre/RS).

com cadeira higiênica disponível e o quarto com espaço suficiente para caminhar com o andador, com a órtese e com acompanhamento.

Qual o objetivo de trazer esta narrativa descrevendo os problemas de espaço para a paciente, em particular? Pretendo chamar a atenção ao papel da enfermeira em "estabelecer prioridades". As necessidades de alimentação, controle da dor, entre outras, eram satisfeitas ou minimamente satisfeitas. O problema maior na ocasião era a *necessidade de espaço*. Esta era uma prioridade que nenhuma enfermeira constatou, pois só relevavam as questões que constavam do protocolo. Mesmo falando do problema, assentiam, mas nunca fizeram menção de verificar o espaço do banheiro, quanto mais do quarto, pois era o que mais causava problemas.

Portanto, infelizmente, algo que não constava como prioridade estava gerando um problema muito grande. Este problema, inclusive, limitava a satisfação das necessidades urinárias e intestinais, pois, como demandavam um grande esforço para ir ao banheiro, preferiam que a paciente usasse fraldas para diminuir as idas apesar de serem capazes de controlar as duas demandas.

Ao referir essa e outras situações semelhantes, constato a importância em rever nossos planos e conteúdos curriculares a fim de construir uma formação educacional de excelência. Um ponto a destacar é como enfermeiras valorizam o cuidado em todas as suas dimensões.

O cuidado é visto de forma fragmentada. No caso relatado, a ambiência do paciente era tratada como um elemento do cuidado que poderia ser relevado; consiste em utilizar a observação, a atenção, e ver esta ambiência como um todo: um paciente ocupando um espaço exíguo, com limitações na locomoção e necessitando utilizá-lo para a satisfação de necessidades urinárias, intestinais e higiênicas, além da necessidade de exercícios de fisioterapia. Os profissionais não determinaram as prioridades devido à falta de julgamento clínico e de tomada de decisão.

Aproveitando o relato, chamei a atenção para a enfermeira que "parou para nos escutar" e apontei para a cortina que separava os leitos e cujas pontas estavam penduradas, não sendo possível fechá-la completamente. Acresci que, como já havíamos estado em diversos andares e leitos do hospital, havia reparado que vários apresentavam o mesmo problema com as cortinas. Depois apontei um gotejamento persistente entre o quarto e o banheiro que o pessoal da equipe dizia ser normal devido ao funcionamento do ar-condicionado. Já havia rejeitado essa hipótese, pois não era algo "normal" como haviam afirmado, uma vez que, pela localização, não poderia ser devido a ele. Aquela enfermeira que parou para nos escutar resolveu o problema: o quarto foi esvaziado e interditado para manutenção. Depois, cogitei que talvez isso tenha ocorrido porque havia trabalho demais, porém, lembrei-me de quando exercia a função de enfermeira assistencial e tínhamos sido "ensinadas" na época de estudantes no curso acerca de instrumentos básicos da enfermagem (Horta, 1979)[12] e que, depois, passávamos aos alunos na condição de docentes. Naquela época, creio que já conseguíamos detectar outros problemas que hoje não fazem parte da obrigação de quem pratica enfermagem. No entanto, havia ingerência de quase tudo: limpeza, nutrição, manutenção, lavanderia etc. Hoje, constato que estas múltiplas tarefas que não seriam parte de nossas funções muito auxiliavam para que os setores afins fossem comunicados para que fossem tomadas as devidas providências. Não quero, com isso, insinuar que deveríamos voltar a exercer estas múltiplas funções. Por outro lado, aquela aprendizagem e a nossa prática parecia, por vezes, mais holísticas, ou seja, abrangiam o todo, desde

12 Considero os instrumentos básicos de enfermagem uma das grandes contribuições de Wanda de Aguiar Horta ao desenvolver sua teoria. Os instrumentos básicos para a enfermagem foram pensados principalmente para o ensino da disciplina de fundamentos de enfermagem e que auxiliaram a metodologia do processo de enfermagem, entre eles: comunicação, planejamento, avaliação, método científico ou de problema, observação, trabalho em equipe, destreza manual e criatividade.

a ambiência ao bem-estar dos pacientes. Exercíamos, de forma mais rudimentar e intuitiva, o processo de cuidar![13]

Em uma publicação (Waldow, 2004) dediquei um capítulo denominado "Reflexão crítica sobre o cuidado na prática e no ensino de enfermagem". Parte dele versava acerca do "processo reflexivo", o qual sintetizarei no presente trabalho. Considero a intuição e o pensamento crítico elementos imprescindíveis para o sucesso da qualidade do processo de cuidar, além do julgamento clínico, como tratado em Benner, Tanner e Chesla (1996).

O processo reflexivo é uma atividade na enfermagem que deveria ser incentivada e orientada, tanto na prática assistencial como no cenário educacional.

Consta na crítica, ou o processo reflexivo (este último, na verdade, calcado na crítica) acerca da prática profissional, uma estratégia que, mesmo assumindo diferentes linhas de pensamento, concorrem para uma meta comum: a transformação. Estudei e participei de dois cursos de Pensamento Crítico (PC) com Stephen Brookfield (1988), bem como nalguns cursos e nalgumas oficinas; em diversas ocasiões, utilizei algumas estratégias do processo tanto com professores como com alunos de pós-graduação. Adotei este referencial, desde então, a depender do contexto. A maneira pela qual se deve propor tal estratégia é bastante peculiar, mas difere da maioria dos autores que privilegiam tão somente o aspecto racional. Brookfield descreve o pensamento crítico como um processo contextual que apresenta dimensões tanto racionais como emocionais. Segundo o autor, o PC apresenta duas interpretações alternativas: a de aprendizagem emancipatória e a de pensamento dialético. Envolve também um envolvimento político.

13 O processo de cuidar é definido em várias publicações (1998, 2009, 2012), representando a forma como se dá o encontro entre cuidador(a) e ser cuidado. O cuidado significa o resultado das experiências vivenciadas nas situações/encontros entre ambos os protagonistas.

Descreve como ocorre por fases e apresenta sugestão de estratégias para desenvolvê-lo.

Para os estudantes e profissionais que aprenderam a desenvolver PC, assim como em relação ao julgamento clínico, e motivados para uma prática que esteja fundamentada no cuidado, estes saberão como atuar e responder às necessidades requeridas pela situação dos pacientes de forma automática, sem precisar seguir ou se orientar por um roteiro ou por um plano pré-programado, pois nem sempre há tempo para tal; a ação se dá no momento em que se apresenta, com base no absorvido ao longo do processo de ensino-aprendizagem, mas seguindo um esquema mental que se aprimora com a experiência e com a intuição.

Outro autor que incluo para ajudar nestes processos de uma atuação menos protocolar é Johns (1998; 1999). Este autor desenvolveu, especificamente para a área da enfermagem, um modelo orientado de reflexão denominado "*model of structured reflexion (MSR)*", isto é, uma reflexão acerca da prática de enfermagem em prol da transformação.

O processo de reflexão propicia ver a realidade com um olhar diferente, mais acurado e crítico. É uma visão quanto ao que está aí, porém de forma minuciosa que se caracteriza por ver aquilo que está oculto, que está além; ver o que passou a ser tão natural que se tornou despercebido. Esse olhar mais acurado mostra as contradições do cotidiano e provê meios para o fortalecimento do profissional ou do estudante, impulsionando-os em direção à mudança.

No processo reflexivo de Johns, uma questão fundamental é saber qual é a prática a que realmente aspiramos; o desejo de uma prática como se gostaria impele a mudar o atual estado de acomodação que ocorre amiúde e direciona para que se busque alcançar o idealizado, lembrando que a transformação somente é alcançada por meio da ação.

Basicamente, o processo reflexivo compõe-se de três fases: a fase de iluminação que representa a compreensão de por que as coisas são do jeito que são. Por vezes, ao se desvelar como as coisas acontecem, é mais fácil compreender que uma prática desconfortável não acontece por culpa de alguém, sendo apenas parte de um processo evolutivo que requer atualização. Eu denomino essa fase de conscientização. Após esta percepção, segue-se a fase de empoderamento que se caracteriza pela tomada de conhecimento, vislumbrando e buscando alternativas e soluções para a mudança em prol do interesse de todos que participam do processo. Empoderando-se ou, se for preferível, fortalecendo-se, teríamos a fase de ações, ou seja, agir segundo as estratégias vislumbradas. Ao lado dessa fase, é aconselhável fazer avaliações acerca de como o processo é realizado, se há necessidade de modificar as estratégias e, por fim, uma avaliação geral para ver se o processo está se desenvolvendo de forma satisfatória de modo que, se necessário, reformulações possam ser previstas.

Pode-se perguntar: por que o processo reflexivo, e por que transformar a prática? Essa questão também se adéqua às mudanças curriculares, pois sugere-se que sejam revistas de tempos em tempos. A reflexão de forma comprometida possibilita confrontar as crenças acerca do universo particular em que desenvolvemos nossas atividades, no caso o da enfermagem e, por vezes, o confronto nos conduz a perceber as contradições em relação a como se pensa e como se age. Esse processo pode auxiliar a descobrir o que nos impede de alcançar nossos ideais profissionais, uma vez que que não se trata de forças ou pressões externas, mas sim da forma com que percebemos a nós mesmos como profissionais, nossas ações, nosso mundo e suas constantes transformações. Ou seja, pode-se conscientizar os profissionais de que as barreiras se encontram no interior de si mesmos.

Não paramos por aí. Existem formas diferentes de empreender uma reflexão acerca da prática, ou seja, pode-se escolher o que mais se aproxima dos interesses, do contexto e, inclusive, utilizar mais de uma estratégia caso se mostre inadequada, bem como aproveitar as ideias de mais de uma teoria e compor uma nova estratégia. O importante é o resultado. Uma sugestão é a de que alguém atue como líder, guiando as fases das estratégias; é preferível que seja alguém que não esteja envolvido, mas que as conheça.

Outro estratagema para ressaltar a importância da reflexão, tanto no ensino, como na prática, encontra-se no autor Donald Schön, também sugerido em um artigo em relação ao cuidado, "Momento de cuidar: momento de reflexão-na-ação" (Waldow, 2009). O texto exibe a representação gráfica do processo de cuidar no qual os elementos de cuidar no momento de cuidado são pensados de maneira intimamente relacionada à reflexão. Essa é também uma estratégia para verificar o estado atual da prática afim de alcançar uma prática que tenha apreço pela excelência.

A prática reflexiva tem sido bastante utilizada no ensino por diversos autores, os quais têm se inspirado no trabalho de Schön; eles oferecem ideias de como se concretiza a prática reflexiva por meio do conhecimento-na-ação, da reflexão-na-ação e da reflexão acerca da reflexão na ação. Refletir acerca da prática significa pensar a respeito do que se faz, e a proposta do autor é, essencialmente, pensar o que se faz não somente enquanto a ação é realizada, mas até mesmo após ser realizada.

Ao refletir acerca das experiências, pode-se confrontar o que foi feito ou o que está para ser feito a fim de entender as contradições, sobretudo entre o que é desejado e o que é realmente realizado. Essa prática reflexiva leva a que se busquem meios para resolver as contradições e, em última análise, buscar mudanças.

Patricia Benner (1984; 1989) utiliza, em seus estudos, narrativas de enfermeiras em situações críticas, as quais são equiparadas às reflexões acerca da ação, e revela que muitas atitudes tomadas não estavam previstas nos planos de enfermagem ou no processo de enfermagem. Esse aspecto, na verdade, revelou que as atitudes modificadas ocorreram no transcorrer das ações, conforme depoimentos de profissionais, que julgavam mais apropriados para aquele momento. A autora destaca que o fato de agir fora do planejado, é uma das justificativas que se opõem em relação ao processo de enfermagem, ou seja, as decisões ou julgamentos clínicos são tomados frente às necessidades que se apresentam no momento e que nem sempre podem ser previstas com antecedência.

A reflexão possibilita, além de adquirir maior conhecimento a respeito da prática e das ações nela envolvidas, gerar novos conhecimentos. Ademais, a reflexão-na-ação ou após a ação permitem constatar as reações das pessoas envolvidas no processo e estimar o quanto contribui para a qualidade do cuidado. Estudantes de enfermagem relatam que as experiências do campo clínico entram em conflito com o aprendizado teórico e que, entre as vantagens de uma aprendizagem através da prática clínica, são elencados:

1) obter sentido de *self* como cuidador(a);
2) lidar diretamente com a tecnologia e com o ser humano;
3) atuar e negociar com os profissionais de campo;
4) aprender a captar o significado de cada situação como um todo;
5) enfrentar o sofrimento e a morte;
6) lidar e aprender com o envolvimento;
7) aprender e lidar com a própria ansiedade, medo e insegurança;
8) captar a dinâmica do campo clínico e da prática de profissionais.

Importante ressaltar o docente como parceiro(a), facilitador(a) e cuidador(a). A prática pedagógica dos profissionais de ensino requer preparo e constante atualização; precisam demonstrar competência e habilidades tanto no aspecto instrumental quanto no expressivo.

Em relação ao julgamento clínico, o estudo interpretativo da enfermagem prática desenvolvido por Benner, e em seu projeto seguinte em coautoria com Christine Tanner e Catherine Chesla (1996), apresenta novas ideias.

As narrativas extraídas dos exemplos da prática clínica revelam o cotidiano e destacam o cuidado central para a prática de enfermagem.

As autoras referem que os estudos em suas narrativas oferecem uma reflexão crucial acerca da qualidade do cuidado e acrescentam que novas perspectivas a respeito de como os profissionais fazem seus julgamentos e decisões durante a prática diária. As narrativas são descritas utilizando o processo de incidente crítico.

O julgamento clínico realizado por enfermeiros(as) peritos(as) se assemelha muito mais ao engajamento, à racionalidade prática descrita por Aristóteles, do que o desengajamento científico ou racionalidade teorética descrito por teorias cognitivas e representadas no processo de enfermagem. Ademais, enfermeiras experientes alcançam uma compreensão da experiência da pessoa, de sua doença e de como respondem a ela, em vez de recorrer à rótulos e a classificações abstratas que são comuns no diagnóstico de enfermagem. Pelo contrário, as autoras referem que as enfermeiras obtêm um conhecimento particular do paciente e de sua história, na forma típica de como respondem, e, desta forma, adquirem um conhecimento clínico avançado; por meio dele, elas conquistam mais experiência do que as sensibiliza para outras possíveis questões e preocupações em situações particulares.

O termo "julgamento clínico" é utilizado para referir-se aos meios pelos quais as enfermeiras iniciam a compreensão do problema, das questões ou das preocupações dos pacientes de forma a atender às informações e a reagir com atitudes responsáveis e comprometidas. Inclui, ainda, compreender a tomada de decisão consciente que se caracteriza como um desempenho competente (condizente com uma perita/proficiente) e é oriunda de uma abordagem holística, bem como de uma resposta intuitiva. Todos estes aspectos são relevantes para estabelecer novas possibilidades para a prática educacional.

Entre os aspectos importantes nesse processo de julgamento clínico há uma percepção acurada da situação que envolve paciente e/ou equipe de saúde, tais como questões éticas, morais etc. Entre elas:

- Resposta adequada com base em conhecimento prático extensivo usando conhecimento tácito, habilidade em saber como atuar e dar mostras de conhecimento na ação, conhecimento particular de cada paciente. É reconhecer a situação como um todo.
- Respostas emocionais da enfermeira; há uma percepção da situação do paciente e de sua família para tomar uma decisão rápida; a enfermeira sente-se impelida a responder de forma mais sensível e significativa às necessidades de ambos. Há situações em que aspectos espirituais são muito necessários, inclusive os religiosos.
- Intuição, que significa um julgamento sem uma racionalidade apreendida; corresponde a uma apreensão e resposta direta sem recursos de uma justificativa racional calculável. A intuição nasce da experiência.
- Responder ao paciente pode ser só escutar, ouvir.
- Reconhecer a pessoa e preservar sua integridade, sua característica identitária; reconhecer suas respostas típicas, como seu organismo reage fisiologicamente, como reage à terapia, enfim, como reage e como maneja suas dificuldades.

Além da racionalidade clínica do julgamento clínico, as emoções estão sempre juntas; os sentimentos de todos, do paciente, de seus familiares e, entre eles, os da enfermeira, respeitando um envolvimento saudável, senso de responsabilidade, comprometimento, entre outros.

Todos os aspectos até agora mencionados em relação às ações emitidas, sejam por meio do pensamento crítico, da reflexão quanto à prática, da reflexão-na-ação e após a ação e julgamento clínico são, todos, invariavelmente acompanhados de muita responsabilidade, sensibilidade, habilidades técnicas, ética, envolvimento, respeito e comprometimento. São formadores do *poder do cuidado*.

Para Patricia Benner, o poder sem cuidar é um anátema. Excelência requer comprometimento e envolvimento, mas também requer poder. A autora fala do poder do cuidado em sua pesquisa na qual as enfermeiras que foram entrevistadas e observadas ofereceram "dicas", de forma sutil, a respeito da natureza do poder que reside no cuidado. As enfermeiras usam seu poder no sentido de empoderar seus pacientes, o que é diferente de dominação ou controle; há um relacionamento entre ambos. O cuidado fora do contexto será sempre controverso, porque cuidado é local, específico e individual. A autora ainda menciona que as qualidades do poder associadas ao cuidado podem ser: transformativas, integrativas, participativas, afirmativas, restauradoras (*healing*) e resolutivas.

Todas as estratégias enumeradas e comentadas nessa parte do texto podem ser consideradas como excelentes para a formação profissional nas escolas de enfermagem e em atualizações de cursos e oficinas para profissionais de enfermagem. Todas elas comportam um forte potencial para refletir a prática profissional, tanto em nível acadêmico na prática clínica como na prática clínica profissional da enfermagem como um todo. Evidentemente, seguindo a linha de pensamento do presente livro, essas estratégias podem ser muito bem utilizadas para a conscientização, valorização e aperfeiçoamento do processo de cuidar. É uma excelente oportunidade para esclarecimento de dúvidas quanto ao cuidar e quanto a como cada pessoa se posiciona, bem como quanto ao paradigma por meio do qual se orienta.

Em recente experiência dentro de uma cultura hospitalar que já dura quase 5 meses, tenho tido muito tempo e oportunidade de observar a prática da equipe de enfermagem na instituição composta por enfermeiras e técnicos de enfermagem.

Infelizmente, constato antigos problemas que a enfermagem ainda carrega em sua prática e que considero inadmissíveis no cenário atual, sobretudo em instituições avaliadas como excelentes. Por certo, constato também os avanços conquistados nos últimos tempos.

Na instituição em que se dá a minha experiência como familiar, responsável e acompanhante de paciente tenho constatado tanto os aspectos positivos como os negativos na prática dos profissionais. Nela, há alguns anos prestei uma consultoria e desenvolvi uma pesquisa. Naquele período era visível a ausência da enfermeira junto aos pacientes. Dificilmente mantinha uma relação mais próxima com o paciente, papel este desempenhado pelas técnicas de enfermagem que não só prestavam seus procedimentos, como também mantinham uma relação mais próxima, dialogando com os pacientes e familiares. Hoje constato que, na mesma instituição, as enfermeiras "entram" nos quartos e se aproximam para saber se está tudo bem. Em geral, creio eu, realizam os curativos por elas julgados como "mais complexos", em especial os de acesso, independentemente do tipo. Os demais curativos, mesmo os maiores, precisam ter sua evolução observada e descrita, posto que, a meu ver, deveriam ser de responsabilidade da enfermeira, isto é, os curativos necessitam de um acompanhamento que avalie seu estado, as características de secreção, as características de cicatrização, a coloração, o edema, a expressão de dor e a reação do paciente. Estes eram e deveriam ser relatados na evolução de enfermagem, quiçá descritos ao próprio médico responsável. Constato agora, entretanto, que boa parte desses procedimentos são realizados pelos técnicos de enfermagem. Em cada quarto há um computador usado a todo momento pelos profissionais para anotar o material, a quantidade de medicamento utilizada, e os conteúdos prioritários, pois trata-se de tarefas de extrema importância e que, portanto, devem ser registradas em função dos gastos envolvidos no encaminhamento ao departamento de finanças e de entidades conveniadas.

A presença da enfermeira também foi relatada por colegas de profissão em outras instituições, ou seja, a sua ausência. Quando presentes, não se identificam, fato que também relatou uma colega que atuou ao meu lado na mesma instituição na qual tive minha experiência como paciente; vejo que, passados 12 anos, nada mudou. No fim de dezembro de 2009, época de minha internação, as enfermeiras vinham com uma prancheta no braço e, sem nenhuma variação, posicionavam-se todas em diferentes turnos, aos pés da cama e encostadas junto à parede. A mim pareceu que se houvesse uma porta ou buraco naquela parede, elas se esconderiam. Falavam seu nome indicando que eram enfermeiras e que estariam à disposição caso necessitasse, contudo desapareciam logo em seguida. Essa experiência foi relatada em artigo intitulado "A experiência de uma cuidadora como paciente através da narrativa literária" (Waldow, 2014).

Há cerca de cinco anos, novamente com meu familiar, estivemos em outra instituição para um procedimento ordinário de sedação. Nesse hospital, a enfermeira tampouco apareceu; suponho que tenha avaliado que, por se tratar de um procedimento pequeno e de curta estadia, não haveria necessidade de se preocupar. Observei que as técnicas de enfermagem, extremamente amáveis, eram desorganizadas por completo, visto que, ao tentar fazer a higiene e a troca de roupa de cama, as profissionais corriam desnorteadas à procura de material, entrando e saindo do quarto. Julgo que a explicação para tamanha desorganização se deve à da ausência da enfermeira responsável pela unidade e à sua falta de liderança e de planejamento de sua unidade e de sua equipe de enfermagem.

Cabe destacar um comentário feito por Sílvia, outra colega enfermeira; seu descontentamento e frustração com as atitudes das enfermeiras, mesmo na realidade atual em que se poderia supor maior atuação e autonomia, situação compartilhada por várias outras colegas que orgulhosamente repetem termos alcançando nossa desejada autonomia, é digno de nota. Ela pontua que vê o atendimento e as questões que envolvem as rotinas do dia a dia com um minucioso olhar observador, e desabafa: "eu não gostaria de colocar a culpa nas escolas, mas... banalizou. A gente [se referindo ao tempo de estudante] custava a entrar na universidade, federais, públicas, não era fácil. Agora se vê uma instituição a cada esquina e não só de enfermagem, de medicina, arquitetura... então, né? Muito fácil de entrar. E o que acontece? Faz-se uma entrevista e/ou uma redação e pronto! Entrou!... É muito risco!

Acrescentando dados aos meus relatos a respeito de nossa experiência – minha e a narrada por minha colega Tânia – ambas acompanhando um familiar, observei o desconhecimento das enfermeiras e de parte de alguns técnicos acerca da situação do paciente sob seus cuidados. Por exemplo, no caso da paciente, meu familiar estava em uma condição de dependência para tentar mover-se, transportar-se para o banheiro, colocar-se na cadeira ou tentar utilizar a comadre. Não podia caminhar sem acompanhamento mesmo com andador ou com a cadeira higiênica para o banheiro; o mesmo ocorria para dirigir-se do leito à poltrona e vice-versa. Usava fraldas para facilitar as frequentes idas ao banheiro com todo o aparato, e não deveria fazer uso de comadre, o que requeria constante troca de fraldas. Numa das vezes levei ao conhecimento da enfermeira que um funcionário acionado pela técnica responsável pediu ajuda por estar ocupada no momento. Este funcionário inquiriu a paciente (meu familiar, aqui denominada de Elisa) por que não usava o banheiro e por que usava fraldas com ares de desdém e de desagrado. Mesmo que desconhecesse a situação da paciente, jamais poderia ter agido de forma que a constrangesse, conforme ela se expressou.

Tânia, por sua vez, acompanhava seu marido, diagnosticado com Alzheimer ainda em fase inicial, em seu pós-operatório. Após a cirurgia, em função da anestesia seu estado de confusão ficou mais agudo e, segundo a equipe, houve necessidade de contenção. Tânia foi indagada pelos técnicos se ele era violento e se era alcoólatra devido à sua "agressividade". À noite, despertavam o paciente "violento e alcoólatra" que fazia uso de "calmantes" para levá-lo ao banho. Estava sonolento e, assim, "cooperativo". Foi necessária a prescrição do médico para o banho ser realizado durante o dia! Ela também opinou a respeito da total falta de sensibilidade e de humanização durante todo o período em que o paciente esteve hospitalizado. Relatou vários outros episódios e problemas que levaram os familiares a caracterizarem a falta de humanidade, instituição essa considerada renomada pela comunidade médica, de caráter universitário, a mesma instituição do relato anterior a respeito da conduta das enfermeiras e que, ao que parece, não sofreu muitas mudanças.

Dou prosseguimento ao meu relato mais recente com meu familiar que teve vários episódios de recorrentes luxações, todas às vezes internada em caráter de emergência. Esse atendimento foi realizado pela equipe de pronto atendimento (SOS), sempre muito rápido, devo reconhecer, e apresentou alta competência, respeito e solicitude.

Na primeira vez, em nossa recorrente maratona hospitalar, o motivo foi a fratura do fêmur no mesmo membro em que havia sido feita artroplastia de quadril, com prótese total há uns quatro anos e com total e imediata recuperação. A paciente havia tomado água pela última vez às 15h. A equipe médica de traumatologia foi acionada e uma série de raios-X foram realizados, pois tinha ferimentos nas mãos, pernas, braços (cotovelo), bem como tomografia de cabeça, perna e quadril. Mais tarde, por volta de 18h, a paciente pediu água; negaram-lhe. Posteriormente, idem, pois "poderia" ir à cirurgia. Chamei a enfermeira e a questionei a respeito da negação da água, ao passo que ela me repetiu que a paciente poderia ir para cirurgia e deveria estar em NPO. Respondi que isto não poderia ser feito dessa forma, pois tratava-se de uma paciente de 77 anos portadora duma série de problemas tais como vascularização periférica insuficiente, com *stents* em ambas as pernas, portadora de enfisema pulmonar, pressão arterial elevada (apesar de controlada), usuária de vários medicamentos e sendo assistida por médico clínico cardiologista. A enfermeira, entretanto, respondeu que aguardava as ordens médicas para liberar água, ou até mesmo molhar os lábios da paciente, como havíamos pedido. Perguntei se não gozava de autonomia para avaliar o quadro e consentir com um pouco de água já que a paciente estava tanto tempo sem se hidratar, já que duvidava que a cirurgia seria feita de imediato, pois, em virtude dos problemas e da idade, teriam de fazer uma bateria de exames hematológicos e outros como de urina etc. Não, ela não tinha autonomia! Fiquei horrorizada com sua resposta. Meu familiar foi encaminhado à cirurgia por volta de 04h30min da manhã para que esta fosse realizada às 5h, isto é, ficou quase 18 horas sem se hidratar, sem receber nem sequer um gole de água.

As demais emergências que decorreram das luxações, ao total, cinco, foram resolvidas com manuseio manual e sedação. Em todas essas internações na Unidade de Emergência, a equipe médica e de enfermagem tanto da recepção como da unidade propriamente dita para a especialidade (traumatologia) faziam o mesmo interrogatório a respeito dos problemas de saúde que a paciente apresentava, bem como dos medicamentos que costumava utilizar. Esse interrogatório também era feito quando a equipe de socorro vinha para o atendimento. Uma repetição desnecessária, já que todas as informações da paciente já constavam no sistema. A esse respeito a colega Sílvia também relatou sua experiência ao fazer exames, já que todos faziam e registravam as mesmas perguntas. Isso leva a questionar se a repetição se dava por não acreditarem nas facilidades tecnológicas disponíveis para este tipo de tarefa, constatação que, a nosso ver, é injustificável em instituições de renome que se vangloriam de usar "tecnologia de ponta", o que gera, para pacientes e familiares, aborrecimento num momento em que as pessoas em geral estão apreensivas e tensas por conta do estado de saúde de seu familiar.

No caso de Elisa, suas internações foram todas de emergência em virtude de uma fratura, já as demais ocasionadas por luxações repetitivas. Em algumas delas, apresentou quadro de pneumonia, trombose, infecção intestinal, anemia e desidratação. Em síntese, fez uma cirurgia para redução de fratura, já a segunda, para uma nova artroplastia de quadril e, por fim, após constatar um foco infeccioso, para a remoção da prótese. Muitas ocorrências referentes à equipe de enfermagem e à equipe médica poderiam ser relatadas. O titular da ortopedia só visitou a paciente de maneira breve uma vez após a última cirurgia, e fez contato, também breve, ao sair do bloco cirúrgico. Seus assistentes também passavam rapidamente para fotografar o local da cirurgia, com exceção de dois mais atuantes e responsáveis em esclarecer o "caso".

Elisa se encontrava quase imobilizada pela dor na perna, não conseguia se movimentar. Futuro incerto. Se conseguisse normalizar o membro, fortalecendo a musculatura e cicatrização, talvez dali a um período de 4 a 6 meses pudesse passar por uma nova intervenção de artroplastia de quadril com prótese total. Cansou-se do hospital, das rotinas, da alimentação, da imobilidade, da humilhação em virtude da dependência higiênica e da impossibilidade de ir ao banheiro, necessitando do uso de fraldas e da respectiva necessidade de constantes trocas. Conseguia ser manuseada apenas sob anestesia. Os assistentes da ortopedia continuavam e repetiam as fotos da incisão em suas rápidas visitas e recomendações de muita paciência. A equipe de técnicos era bastante presente e amável, sobretudo no CTI em que esteve por duas vezes, seu lugar favorito por conta do serviço mais atencioso. Porém, constatei um aspecto importante: a ausência de empatia de todos na equipe de saúde. A empatia concebida como a de colocar-se no lugar do outro, de perceber a situação do outro de forma compadecida e de realmente desejar que sua ação lhe trouxesse um pouco de conforto.

Depois de acompanhar por longos anos as atualizações do agir da equipe de enfermagem, e desde que comecei a estar ao lado dos pacientes não como enfermeira, mas como familiar e acompanhante, constatei uma atitude que permanece ao requisitar a presença do profissional para a troca de fraldas, para a higiene e para a medicação analgésica: "— Ok, eu volto num instante," e, no entanto, esse "instante" poderia levar mais de duas horas! Outro comportamento que me deixou perplexa foi a total falta de preocupação com a privacidade da paciente ao realizarem o banho de leito. Deixavam-na totalmente despida e, muitas vezes, com a porta entreaberta! Um comportamento que destacávamos muito em nossas aulas práticas de como respeitar a privacidade e a individualidade dos pacientes era proteger suas partes íntimas e sempre cerrar cortinas ou portas.

As enfermeiras? Amáveis, solícitas para atender quando as técnicas estão ocupadas respondendo que já providenciarão alguém da equipe para ajudar, mas são poucos os problemas que efetivamente são solucionados, pois dependeriam de um quadro com mais técnicos, sobretudo considerando-se o prestígio da instituição, documentado e propagado, bem como pelo atendimento prestado que pode ser constatado ser mais focado nas necessidades da instituição do que nas do paciente... como sempre!

A comunidade conta com três hospitais de grande porte e de muito prestígio, a maioria ligada a uma rede de ensino universitário, além de outros menores, mas também muito conceituados. Talvez o problema em ser da área da saúde, sobretudo da área da enfermagem, seja analisar e olhar de forma mais crítica o dia a dia da instituição, como Sílvia e Tânia também relataram em suas experiências, nem todas narradas aqui.

Outro problema interessante tem sido o serviço de nutrição. O hospital tem várias nutricionistas que fazem as visitas de quando em vez e, se solicitadas, comparecem, apesar da demora. Conferem o que a paciente gosta e não gosta, suas preferências, e buscam solicitamente trazer e/ou modificar algum alimento da preferência do paciente. O fato interessante é que apesar de anotarem, por exemplo, que o paciente não toma leite, não come banana, não come frango, tampouco peixe, tais alimentos continuavam inseridos na dieta! Nora relatou sua experiência frustrada de após revelar à nutricionista sua dieta sem lactose receber sua bandeja com leite, queijo, manteiga. Estava na UTI, chamou o enfermeiro e pediu que visse e confirmasse o leito, pois deveria ser engano, já que não podia receber dieta com lactose por uma série de razões. O enfermeiro lhe respondeu: "— Não! A senhora pode comer isso aí!". Ela insistiu, e ele, de forma rude, retirou a bandeja sem dizer uma palavra, mas mostrando seu desagrado. Mais tarde, recebeu outra bandeja com café preto, um pãozinho e geleia. Aproveitando o relato de Nora, ela referiu que, infelizmente, "minha experiência com a enfermagem tem sido muito ruim". Ao ficar hospitalizada noutra ocasião em unidade particular, referiu o tratamento diferenciado. Esse é um fato que é negado por enfermeiros, ao ser comentado, pois, segundo eles, não há discriminação, todos são tratados do mesmo jeito.

O que entristece é que alguns dos depoimentos de colegas que passaram por situações difíceis, humilhantes e desrespeitosas são as de enfermeiras que contribuíram para a enfermagem, colaboraram na formação de futuros enfermeiros e que foram, inclusive, condecoradas. Nenhuma delas mencionou serem enfermeiras e/ou docentes de enfermagem em suas passagens pelos hospitais para algum tratamento ou cuidado.

Compartilhando as experiências com colegas, desabafamos nossa indignação e consternação ao constatar o que observamos e vivenciamos. Uma atitude desagradável e antipática de algumas de nós é a de reclamar continuamente, fazendo observações. O interessante é que nós nos sentimos constrangidas a agir dessa forma, mas, se não buscarmos que providenciem e solucionem as situações, elas continuarão sem resolução. No entanto, percebemos a necessidade de sermos firmes e de estarmos atentas para resolver as dificuldades em prol de um cuidado melhor dos pacientes, no caso, de nossos familiares. Por outro lado, não deixo de acreditar que esses problemas que se enfrentam no dia a dia nas instituições hospitalares fazem parte de um rol de elementos de cuidado que tanto enfatizo para os quais busco conscientizar as pessoas. Por vezes penso que, ao relevar o cuidado como a essência da enfermagem, estaria sonhando com algo que não é valorizado, que estaria enfrentando uma batalha inglória. Mas, sem sonhar e persistir, que sentido teria toda a minha formação como enfermeira, como docente, com meus cursos de atualização e de pós-graduação, bem como meus valores e princípios? Com meu comprometimento como ser de enfermagem, na busca de uma prática de excelência, contribuí com a forma que escolhi, escrevendo e compartilhando estas ideias em minhas jornadas em conferências e oficinas para conscientizar acerca da importância do cuidado. Essa é a minha trajetória, a minha batalha, nem que seja como a de Dom Quixote lançando-se, em seus devaneios, a uma luta imaginária com os "gigantes", os moinhos de vento.

Os pensamentos dos filósofos comprometidos com o cuidar assinalados neste trabalho são incorporados em vários momentos e em publicações como em Waldow (2008; 2012); para a enfermagem, o ser se constitui do cuidar, é mediante a ação de cuidar que o ser atinge sua humanidade plena. A enfermagem se caracteriza pelo cuidar, de modo que, a seguir, passo a particularizar este fenômeno – *cuidado* – como a essência da enfermagem.

Parte V

O fenômeno do cuidado e sua essência na enfermagem

9

Essência do cuidar, essência da enfermagem

O fenômeno do cuidado é entendido como um modo de ser, ser-aí, ser-com-os-outros. É referido por Mortari (2018) como ontologicamente essencial; segundo alguns pensadores já tratados na presente obra, o cuidado é a essência da enfermagem. Assim, pode-se questionar o significado dessa essência.

Mortari, a esse respeito, afirma que mesmo que o cuidar seja considerado uma experiência essencial, carece de um conhecimento ainda mais rigoroso e claro. Concorda com Heidegger de que o cuidado é a essência do ser, do ser-aí. Uma explanação é a que segue quanto à essência: "se cuidamos de algumas coisas, será a experiência dessas coisas e o modo de estar em relação com elas que dará estrutura à nossa essência. Se cuidamos de certas pessoas, o que acontece nessa troca relacional com o outro se torna parte de nós". A autora refere que, nesse sentido, é possível falar-se do cuidado em termos de uma *fábrica do ser* (Mortari, 2018, p. 9).

O cuidado, percebido como ontologicamente essencial, protege a vida e cultiva as possibilidades de ser. Interpretando essa afirmação, pode ser dito que a nossa essência ontológica é um ser na possibilidade – o poder ser, o vir a ser.

A debilidade da condição humana reside precisamente em não possuir o próprio ser, em precisar do tempo para poder chegar a ser (Mortari, 2018, p. 13). Essa debilidade ontológica é o que resulta no contínuo questionamento do nosso ser-aí. A possibilidade de não ser mais, o limite do ser-aí, resulta na angústia do desaparecer de forma imprevisível e inevitável. Trata-se da angústia e do tempo analisados por Martin Heidegger em seu *Ser e tempo* (2001). O perder, morrer e desaparecer se estendem não só à morte, mas à perda daquilo que tem valor – a angústia em relação à morte e ao tempo que passa configuram-se como a perda da essência.

Em meu entendimento, o essencial é o que torna as coisas possíveis – de ser, de acontecer. Tudo que é essencial é imprescindível para algo, para alguém; nada pode acontecer ou existir sem algo que é essencial. O ser humano sem essência não existe, é vazio. É uma condição fundamental. Essencial é uma capacidade, um elemento que permite ao ser, ser. Sem a essência o ser não existe; ele se extingue.

Para o ser humano, sua essencialidade está em viabilizar sua existência e isso se torna possível por meio do cuidado.

Na enfermagem, o cuidado é sua essência. Sem ele a enfermagem não existe. Torna-se algo desprovido de identidade e de estrutura. Torna-se um fazer sem uma direção, sem objetivo; simplesmente se torna outra coisa, desprovida de essência, portanto, sem poder viabilizar o cuidado.

O cuidar é aproximar-se do outro ser – é um movimento que transforma o outro em seu próximo e que Torralba (1998) refere como proximidade ética. O ser-aí, como um ser de relação, passa a ser o ser-com; o ser só existe a partir da relação com o outro que lhe interessa como um ser com o qual se ocupa, preocupa, ou seja, faz parte inexorável do coexistir; o relacionar-se com (outro), e este movimento de aproximar-se do outro ser, só se dá pela essencialidade do cuidar que é uma condição de humanidade. Ao referir o trabalho de Heidegger (2001), o ser existe por meio do cuidado que lhe possibilita a condição de ser humano. O cuidar é uma característica do ser; o cuidar é sempre ser-aí-com-os outros, o relacionar-se com os outros é a estrutura fundamental do ser-aí.

Dentre as diversas disciplinas da área da saúde, parece inegável que a enfermagem tem o maior contingente literário e conta com profissionais que mais realizam ações de cuidar. O profissional se expressa em seu saber e fazer, sendo com o outro, por meio do cuidado; ele está a serviço do outro que necessita de cuidado profissional e o ser de enfermagem pode ser capaz de ajudá-lo a interpretar sua experiência, confortando, protegendo e assegurando que suas potencialidades possam ser desenvolvidas de forma a que possa aceitar sua condição, a melhorá-la, se possível, e a manter sua integridade, possibilitando o vir a ser, o cuidar-se por si mesmo. Dessa forma, o ser enfermeiro, ao ter o cuidado como sua essencialidade, é um ser existencial, um ser-aí-no-mundo capaz de cuidar; é um ser de cuidado.

O ser enfermeiro afirma essa sua existencialidade – o seu ser – em sua essência no cuidar do outro, em uma relação responsável de compromisso, de interesse genuíno, de solicitude, de envolvimento e de respeito pelo outro SER.

O paciente, ao buscar o serviço de saúde, traz toda a sua existência, ou seja, o seu ser-no-mundo. A profissional busca conhecer, interpretar a circunstância do outro, transportar-se para o seu mundo e buscar compreendê-lo, senti-lo, percebendo o significado de sua experiência.

Em diversas publicações, coloco o meu entendimento acerca do que é um "ser de cuidado". Um ser de cuidado, o *"caring being"* denominado por enfermeiras americanas, representa o ser que cuida e apresenta comportamentos de cuidado, tanto em sua prática assistencial como docente ou, inclusive, em suas atividades pessoais. Os comportamentos de cuidar compreendem, entre outros: ajuda, respeito, gentileza, sensibilidade, amabilidade, solicitude, consideração, disponibilidade, responsabilidade, interesse, oferecimento de apoio, confiança, conforto e solidariedade. Estes comportamentos compõem as atividades ditas expressivas, e o desempenho das atividades de cunho técnico compõe as atividades ditas instrumentais e, entre elas, destacam-se: a competência, as habilidades e a destreza manual, a criatividade, o senso de justiça, o pensamento crítico, a capacidade de tomada de decisão, a orientação etc. A finalidade do cuidar na enfermagem é, prioritariamente, aliviar o sofrimento humano, manter a dignidade e facilitar os meios para lidar com as crises e com as experiências do viver e morrer (Waldow, 2012).

O verdadeiro cuidar – preocupar-se, ser e estar com – representa relacionar-se com o outro não só por meio de palavras, mas também de gestos, de toques, da postura, do olhar, e, ainda, da comunicação silenciosa. É um encontro, e nele ocorre um vir a ser; é um comportamento em direção à potencialidade para ser, com novas possibilidades, de modo que há sempre uma possibilidade, um "poder ser", um "ainda não sido". O encontro assim encarado é um evento transformador. Um encontro em que ambos, paciente e profissional de enfermagem, sentem-se fortalecidos, cada um na busca por ser mais. No processo de cuidar (Waldow, 2006, 2012), idealmente, o verdadeiro cuidar favorece o crescimento de ambos os seres – o ser que é cuidado e o ser que cuida. É um processo que resulta em transformação.

No discurso ético (Torralba, 1998) ocorre uma distinção entre o transcendental, o essencial e o categorial do cuidado. O transcendental radica nas condições de possibilidade de algo. É o que pode vir a se conhecer, o que caracteriza sua condição fundante. No discurso ético a respeito do cuidar, o transcendental significa o inevitável, aquilo que pode ocorrer como condição irrecusável no sentido de exercer a arte de cuidar. O categorial ocorre sob coordenadas espaço-temporais, relaciona-se, na verdade, ao exercício do cuidar e envolve a ética; há uma exigência moral para cuidar o ser humano. E entre o transcendental e o categorial encontra-se o essencial A essência significa a natureza do fenômeno, o conteúdo semântico de sua definição.

Estabelecendo a relação existente entre arte e cuidado, na enfermagem, por exemplo, sua arte é o cuidado. Exemplificando, o artista (na enfermagem, a cuidadora), ao criar (cuidar) envolve-se com sua obra, só cria se existir algum tipo de interesse, de necessidade que o(a) motive, que o(a) impulsione a criar. O artista se responsabiliza e busca que sua obra ganhe vida, cresça e se sobressaia e se supere. Assim é o cuidado, ele é a obra de arte da enfermagem.

Em estudo conduzido por Appleton intitulado "The gift of self: a paradigm for originating nursing as art" (1994), a pesquisadora buscou investigar o significado da arte da enfermagem, do qual resultaram cinco metatemas, quais sejam: presença; estar um com o outro em comunhão; criar oportunidades para o preenchimento do ser; transcender juntos e contexto de cuidado. As ações de enfermagem, representando arte, são, na verdade, ações de cuidado. Por exemplo, a presença foi descrita como envolvimento genuíno, pois o paciente é percebido como foco central do interesse como um todo. A enfermeira demonstra interesse, preocupação e compaixão; age de forma sincera, aberta e honesta com visível intuito e desejo de ajudar. As ações de enfermagem são reconhecidas não só como tarefas e procedimentos técnicos, mas também como uma relação que compreende um envolvimento genuíno que resulta em confiança. O estar juntos em comunhão foi percebido como uma espécie de empatia; a enfermeira busca conhecer a verdadeira experiência vivenciada pelo paciente. A intuição também está presente nesse processo, possibilitando que a enfermeira individualize o cuidado de maneira a estabelecer-se um vínculo, um laço entre ela e o paciente. Ocorre um respeito mútuo e um reconhecimento por parte do paciente pelo trabalho (artístico) da enfermeira, o qual se mostra sensível, empático e competente; por sua vez, a enfermeira reconhece a vulnerabilidade do paciente, suas necessidades, ou seja, a totalidade de sua experiência.

Como resultado, a enfermeira é capaz de empoderar o paciente, identificando suas potencialidades e, de uma forma não intrusiva, ajudá-lo a se responsabilizar por seu próprio cuidado. Quanto à criação de oportunidades para o preenchimento do ser, o estudo revelou um modo de interação em que ficou evidente uma participação mútua, inerente ao processo de agir da enfermagem. Ambos compartilham informações em um processo recíproco de troca; dessa forma, ambos são capazes de planejar ações que melhor respondam, primeiro, às necessidades do paciente e, após, às da enfermagem. A cuidadora, além de reconhecer decisões e escolhas, oferece apoio e assistência.

Idealisticamente, a existência do ser enfermeiro é marcada pelo cuidar. O cuidar, na enfermagem, não pode ser reduzido a um conhecimento comum e empírico, justamente por suas características serem infindáveis, desconhecidas ou vagas. O cuidado, além de ético, é permeado de valores que sempre estão presentes na área da saúde. Não pode ser esquecido de que o cuidar tem suas origens na ontologia e na epistemologia. É, portanto, uma atividade que não se apoia somente em dados concretos, previsíveis, e que recaem na objetificação do ser a que se destina, o paciente. Na enfermagem, tradicionalmente se creditava o cuidar em função de conhecimentos oriundos da medicina, o seu fazer dedicava-se, em verdade, a atender às necessidades da medicina, necessidades essas julgadas apropriadas ao seu saber e fazer, bem como à sua posição, e que se valeu de auxiliares para a execução das tarefas "menores". É justamente o trabalho que a medicina rejeitou ou secundarizou, não fazendo parte de sua formação e não tendo sido preparada para tal; eis a origem da enfermagem: a tarefa de aliviar o sofrimento ou de agir quando a cura não é possível. Talvez nem a própria enfermagem tenha consciência da importância das ações de cuidar, sobretudo quando a terapêutica não obtém resultado ou no caso de a cura ser impossível (Waldow, 2008). No entanto, com o tempo a enfermagem desenvolveu um conhecimento considerado complexo em virtude de se envolver com pessoas, e não tão somente com doenças, com experiências resultantes da vivência no momento, de sua vulnerabilidade que necessita de ajuda, compreensão, conforto, não só físico, mas espiritual – respeito, afeição, aceitação, presença, escuta, apoio. As circunstâncias vividas pelos pacientes são difíceis de serem previstas e cada experiência é vivida de uma forma particular, por isso mesmo o cuidar, como sua essência e conhecimento, permanecerá em constante busca em seu saber. Seu conhecimento é mutável, todo o dia surgem novas facetas e matizes, de modo que muito do que se pensa saber e do que se considera inquestionável e que pode ser disposto em ações padronizadas perde seu sentido, pois o que se julgava pertinente já foi ultrapassado por novas ideias, saberes e fazeres.

Estar com, na enfermagem, por exemplo, pode acontecer sem um envolvimento real, ou seja, não estar verdadeiramente presente. Para Bishop e Scudder (1991) a presença, no cuidado, significa estar presente de corpo e alma.

Cuidar, na verdadeira acepção da palavra, significa que em todos os momentos e em todos os encontros de cuidar busca-se ajudar o outro a crescer e a se realizar (Mayeroff, 1971). Cuidadores e profissionais de saúde exercem um compromisso, o de ajudar, promovendo a integridade e unidade do ser (paciente), a fim de proteger sua dignidade; é ajudá-lo respeitando seu modo de ser, sua singularidade, seu ritmo e compasso em responder ao cuidado. O encontro de cuidar é um evento intersubjetivo, portanto, significativo, transformativo e transcendente.

Talvez se torne óbvio mencionar que o cuidado não representa a realização de um procedimento terapêutico em um corpo qualquer; este corpo é dotado de alma, tem sensibilidade, tem uma história. O que o diferencia de um procedimento, além da responsabilidade, é a preocupação em fazer bem-feito com o mínimo de sofrimento possível, é o interesse em saber o que o paciente sente em relação ao procedimento, deixando-o expressar seus sentimentos como medo ansiedade, oferecendo apoio e segurança. Não se realiza apenas uma ação, ela só se concretiza plenamente como cuidar na forma *pela qual* é feita. É um processo interativo com o ser (paciente), seja por intermédio de palavras, seja por intermédio de gestos, de olhares e da escuta atenta; toda ação é *para* alguém, *com* alguém com quem se interage, e ele necessita de nosso cuidado e atenção intencionais: de promover o bem-estar, de oferecer segurança, conforto, minimizando os riscos e reduzindo sua vulnerabilidade, reforçando as potencialidades do ser e zelando por sua integridade física, espiritual e moral (Waldow, 2008).

Outro aspecto com referência ao ser que cuida é a responsabilidade em garantir a vida, favorecendo a autonomia funcional do ser que é cuidado, em saber o que necessita e em discernir quando a ajuda não é mais necessária, promovendo sua liberdade e independência e propiciando para que tome suas próprias decisões e que seja responsável por seu próprio cuidado.

Saber quando o cuidado pode ser realizado pelo próprio paciente significa acionar a "consciência de cuidado", que entendo ser uma espécie de consciência mais acurada da realidade de cuidar mais crítica e sensível. Ela engloba tanto uma identificação da realidade do ser quanto o meio onde se processam e se travam as relações e atividades de cuidar. A consciência de cuidado permite que se adotem ações no sentido de transformar a realidade de cuidado, aproximando-se do ideal desejado. Em suma, é empoderamento (Waldow, 2008, p. 67).

Fredricka Gilje escreveu um capítulo denominado "Being there: an analysis of the concept of presence" (1992) no qual considera a presença um elemento do fenômeno interpessoal e propôs-se a realizar uma análise do conceito a fim de focar em uma visão da pessoa do ponto de vista humanístico-fenomenológico-existencial. Em sua análise, de ordem filosófica, Martin Heidegger e Martin Buber foram selecionados, assim como algumas estudiosas na enfermagem que enfatizam a pessoa como central no conceito de presença.

Em seu aspecto filosófico, a ênfase é na assertiva de que o ser é a essência ou o centro da pessoa. De acordo com Buber o ser é dependente de uma relação entre o eu e o tu (*"I and Thou"*), ou seja, para ele, a realidade é *ser entre* (*"being in between"*), o qual é caracterizado pela mutualidade e a *presentness*[14], focado no ser total e início da experiência.

Ser é extremamente individual, pessoal, um atributo único; exprime qualidade ou espírito que faz ou torna alguém humano. Essa forma de ser é uma assertiva de Heidegger, ou seja, a presença representa o cuidado, já que, em uma das traduções de *Ser e tempo*, ele foi traduzido para o português como "presença". Para ele, o ser pode ser experienciado ao compartilhar sua presença. Assim, ambos os filósofos (Heidegger e Buber) concordam com a visão de que o ser é como a experiência de ser em relação para e com outro.

Importante frisar que a definição de presença na enfermagem é visualizada por Paterson e Zderad (Gilje, 1992) como sendo de forma física, o "*being there*" – estar presente – ou seja, caracterizado por um relacionamento espaço-temporal e como o componente psicológico *"being with"* – estar com. Este último componente é mais abstrato, difícil de descrever e articular, e deve ser explicado como o componente psicológico da presença que pode ser relacionada ao paradigma relacional que envolve a consciência, sendo caracterizada pelo padrão pessoa – meio ambiente – interação, que é incausado, intuitivo e probabilístico (Newman in Gilje, 1992). Para Watson (Gilje, 1992) o componente psicológico da presença inclui os domínios psicológico, social, emocional, ético e espiritual que impactam diretamente o processo de cuidar. Em várias referências de Gilje, o fator mais importante para os pacientes na sua experiência de cuidado foi a tranquilizadora presença da enfermeira.

14 Como tradução deste termo, selecionei duas que me pareceram mais apropriadas: "propriedade de pertencer ao tempo presente" e "momento ou período no tempo percebido como intermediário entre passado e futuro".

Ainda destaco o oposto da presença, a ausência, evidenciada pela falta de interesse, preocupação e indiferença que ocasionam sentimentos de depreciação; em ambientes altamente tecnológicos, pacientes podem se sentir sós e objetificados, de modo que evitam relacionamentos e, consequentemente, entram em estado de isolamento.

A proposta teórica de definir a presença (o estar com) na enfermagem por meio da análise de conceito no estudo de Gilje consistiu em "uma troca de energia intersubjetiva e intrassubjetiva com a pessoa, lugar, objeto, pensamento, sentimento ou crença percebida como uma experiência significativa" (1992, p. 61).

A presença real, física e espiritual engloba uma série de elementos que corroboram com esse sentimento tranquilizador da enfermagem que atua de uma maneira que pode ser caracterizada como comportamentos e atitudes de cuidado. Por exemplo, a presença pode ser apenas estar ao lado em silêncio, oferecendo a mão, prestando atenção. Na presença silenciosa, deixar o outro à vontade o consiste em uma consideração de respeito ao silêncio. Nesses momentos o olhar, a postura e os gestos gentis e afetuosos transmitem a sensação de acolhimento. A falta de atenção pode constituir-se em uma experiência ameaçadora para a identidade pessoal. O prestar atenção revela o rosto (Lévinas in Mortari, 2018), daí a atenção atenta, sensível e receptiva que transmite as dores, o medo, os desejos e esperanças que tranquilizam a alma e o coração. Segundo Mortari (2018, p. 214) o ato de prestar atenção com o olhar e com os ouvidos se configura como resposta à exigência ética que sentimos vir do outro e que compele ao reconhecimento do outro, conhecê-lo e aceitar que a necessidade primordial desse outro (no caso, o paciente) é a necessidade de bem, o que se configura como uma atitude ética. A presença se constitui um elemento fundamental da atenção no qual a escuta ocupa papel fundamental. A escuta atenta é uma maneira essencial de ser e uma ação estruturante de uma relação de cuidado. O não escutar demonstra total falta de interesse e pode ser interpretado como uma distração temporária que atua como uma negação do próprio valor; não atender a pessoa, conforme a circunstância e a necessidade de ser ouvido, agrava a condição do paciente que, além de não se sentir valorizado, se sentirá frustrado. Nesses elementos que fazem parte da presença real do cuidado, inclui-se a compreensão, que significa o compreender aquilo de que o outro tem necessidade vital, bem como se colocar em contato com o centro da sua realidade existencial.

O profissional atento, ao compreender o outro, desenvolve a capacidade de senti-lo. E, na verdade, sentir com afeto. Esse sentir significa ter sensibilidade pelo outro e permite deixar-se tocar pela alteridade dele. Sentir o sentir do outro é a empatia, segundo Mortari (2018, p. 228, 232, 234), uma vez que esse ato indica a capacidade do ser humano de entrar em uma relação de sintonia com o ser do outro, o que não significa que os dois, no caso, paciente e enfermeira, tornem-se uma fusão indistinta. Na verdade, é um sentir o sentir do outro que possibilita a compreensão, uma compreensão que chega ao coração das vivências.

Um componente resultante da presença no cuidado diz respeito à compaixão, representando o sentir a injustiça da dor do outro. Na base da capacidade de compaixão, deixando-se tocar pelo sofrimento do outro, resulta o saber fazer de tal sentimento o impulso para agir com cuidado; percebe-se no outro o irrecusável apelo por ser cuidado. (Mortari, 2018, p. 23).

O caso de Elisa relatado no capítulo 9 é um típico exemplo no qual empatia e compaixão não estiveram presentes. Impossibilitada de mover o membro inferior esquerdo, referia dor forte e constante, de modo que necessitava de analgesia muito frequente, para não dizer o tempo todo, por exemplo, ao sair do leito e ir para a poltrona e vice-versa, bem como nas ocasiões em que necessitava ser trocada e mudar a posição para a troca da roupa de cama, pois sofria terrivelmente. Esse fato a colocava em uma posição de quase total dependência, pois era preciso alcançar seus pertences, um copo de água, abrir e fechar a persiana, servir-se do café, janta ou almoço. Mas o pior de tudo era a sua dependência para o banho, no leito, na troca de fraldas e na limpeza íntima. Além desses problemas que comprometiam sua locomoção, mobilidade física, e incapacidade para higienizar-se, Elisa tinha um problema visual que lhe deixava somente com visão parcial por degeneração da retina; ouvia mal, apesar de portar aparelho auditivo, e tinha dificuldade na motricidade fina, o que lhe dificultava escrever comunicando-se por escrito por meio do WhatsApp, única rede social que utilizava, bem como dificultava o manuseio do controle remoto da televisão. Estava lúcida, entretanto, o que a deixava muito deprimida por se dar conta de todas as suas dificuldades. Tudo isto para situar como o estado de Elisa, que deveria ter sensibilizado toda a equipe de saúde visto que conviveu à espera para ser atendida. Certa vez, calculamos que a paciente ficou quase três horas esperando para ter sua fralda trocada. É preciso enfatizar que se tratava de uma pessoa idosa, de pele frágil, emagrecida, ou seja, uma candidata a uma escara de decúbito e, no caso, por negligência que propicia as condições para contato com fezes e urina (apesar de ter o controle pela equipe de enfermagem a esse respeito, tendo proteção na região sacrococcígea e adjacências). E, repito: uma paciente lúcida! Experiência semelhante foi a de Nora, uma colega enfermeira que foi atropelada por um denominado "agente de saúde". A princípio, bateu a cabeça ao cair, de modo que se supõe que deveria ser mantida deitada e com um colar em seu pescoço, porém isso não foi feito pelo agente de saúde. Na emergência, colocaram-lhe fraldas e, depois de repetidas chamadas não atendidas, refere ter urinado três vezes e encharcado as fraldas e lençóis. Uma longa e humilhante espera. Compartilho episódio relatado em um trabalho publicado logo após um acidente em que também fui atropelada por um carro em 2009 (Waldow, 2014).

Situações como as descritas acima nos remetem ao não cuidado. As pessoas falham em colocar-se na situação do paciente e falham em ter compaixão pela sua triste e humilhante condição. Por certo, a equipe não é de todo culpada, pois se encontra sobrecarregada. Há sempre menor número de funcionários do que o necessário. Acostumam-se a dissimular seus sentimentos de compaixão e empatia porque têm um trabalho a fazer, tarefas a cumprir. Penso, no entanto, que caso as enfermeiras estivessem mais presentes deveriam ter condições de constatar que sua equipe não consegue dar conta e que é necessário barganhar, negociar em prol do bem dos pacientes e da equipe para um maior número de técnicos para o atendimento. Para isto fomos ensinadas: a sermos observadoras, a liderar a equipe, a estarmos presentes para conhecer os pacientes, ver e ouvir suas necessidades, revisar planos e prescrições, atualizando-os, avaliar o desempenho da equipe por meio do acompanhamento e observação, além de oferecer apoio à equipe. Não é pouco, mas pode ser feito e é uma função que não pode ser realizada passando parte do tempo sentada na cadeira no posto de enfermagem em frente ao computador e ao telefone. Algumas, senão todas essas atividades, poderão, num futuro não muito longínquo, serem substituídas por robôs.

Esse relato, ao sublinhar o trabalho e o papel da enfermeira, foi compartilhado por outras colegas, de modo que julgo ser pertinente trazer outra fala de Sílvia, que também passou pela experiência de ser paciente diagnosticada com câncer, agora em remissão, e com frequentes internações acompanhadas por sua mãe: "—... a gente arruma as tralhas para sair de alta sem conhecer a enfermeira da unidade, simplesmente não sabe quem é! Não existe, assim, um acompanhamento, é... olha... é vergonhoso, mas eu não sei o que elas fazem, eu simplesmente não sei. Pelo menos no Hospital da Unimed, que é o hospital de referência, aonde tenho ido, não sei como elas fazem. Se as enfermeiras não conhecem os pacientes... como é que trabalham? Como? Trata-se de algo inconcebível para mim. Como é que elas escrevem, como é que evoluem... como é que esse povo trabalha"?

Segundo Mortari, "Na base da capacidade de compaixão está o deixar-se tocar – não contagiar, mas tocar – pelo sofrimento do outro e, ao invés de se esquivar da experiência da dor do outro, porque é forte demais, saber fazer de tal sentimento o impulso para agir com cuidado... Sou capaz de cuidado quando percebo, no outro, o seu apelo por ser cuidado" (Mortari, 2018, p. 237). Essa capacidade que nos impele a cuidar o outro foi colocada em Waldow (2012, p. 66), ao explicar como se processa o cuidar: "O cuidar implica um movimento em direção a algo ou alguém que é motivo de interesse ou preocupação [a compaixão] [...] É uma ação que nos move a fazer algo que nos impulsiona – uma ação moral para satisfazer, aliviar, ajudar, confortar, apoiar".

Também já mencionado noutro momento, para Boff (2012) a consciência de cuidado, uma qualidade pela qual o profissional de saúde aciona a capacidade de discernimento, identifica quem necessita e o quanto necessita de cuidado, assim como quando o outro já não necessita mais do mesmo tipo de cuidado e quando pode assumir parcial ou integralmente o seu próprio cuidado; em seu ver, trata-se de identificar a justa medida, uma sabedoria para manter um equilíbrio.

A justa medida (Boff, 1999; Mortari, 2018) não se aplica apenas a uma necessidade sentida e expressa pelo outro e acolhida pelo ser que atende ao seu apelo e à sua vulnerabilidade na esfera da saúde. Há também uma necessidade de cuidado do estudante que apresenta dificuldades e, bem frequentemente, em relações pessoais nas quais há um vínculo afetivo que, por vezes, torna-se uma relação de codependência em que ocorre uma exigência que não se caracteriza como cuidado, mas como serviço. É necessário firmeza, lúcida análise da situação, discernimento e consciência de que o relacionamento de cuidado pode estar se mostrando prejudicial.

Muito mais poderia ser escrito e acrescentado a respeito do fenômeno do cuidar e de sua essência na enfermagem, no entanto, não seria possível transcrever o que outros autores tão maravilhosamente se dedicaram a esse tema. Fica, entre tantos, a referência àqueles que, ao falar acerca do cuidado, privilegiaram o cuidado na enfermagem como Leonardo Boff, Luigina Mortari e Francesc Torralba.

Um último comentário em relação ao que trago neste livro. É difícil não constatar que as ações e comportamentos em relação ao cuidado na enfermagem são pensados e direcionados ao profissional de enfermagem, a enfermeira, posto que me baseio muito em autores, filósofos e teoristas, em especial da área da enfermagem de outras culturas, sobretudo nas experiências da América do Norte, onde o cuidado é exercido pela enfermeira. E algumas autoras, assim como eu, teorizam esperançosamente no intuito de que este desejo se concretize um dia, ou seja, de a enfermeira cuidar de maneira presencial. Por outro lado, mesmo ainda que de forma pouco presente, algumas instituições já tentam e buscam proporcionar essa realidade. Muito ainda precisamos conquistar para que esse evento logre. De toda forma, creio que docentes e enfermeiras de campo possam orientar suas equipes para exercer algumas maneiras de cuidar. Aliás, essa é uma realidade já percebida em muitas instituições: a presença de técnicos de enfermagem que, fora de suas competências técnicas, comportam-se de forma amável, afetuosa, compassiva e sempre presencial, disponível, na medida do possível, sempre que for solicitada.

Parte VI

O cuidado do todo

10

Consciência de cuidado, consciência ecológica

Neste capítulo, trago vários excertos de uma publicação mais recente (Waldow; Neves, 2020) na parte acerca da "Consciência ecológica de cuidado: identidade e significado para a saúde". Nele, busco conscientizar a respeito da importância do cuidado como um fenômeno universal de acordo com Leininger (1991), considerando-o como parte do ser e que, mesmo invisível, encontra-se nas profundezas, adormecido e que, segundo Roach (1991), todos temos capacidade para cuidar, de modo que é preciso apenas que esse sentimento seja cultivado.

Ao ser um ser-aí, um ser aí-no-mundo, um ser-aí-no-mundo-com--os-outros (Heidegger, 2001) e adotando o paradigma holístico, esse ser é uno com a natureza, já que faz parte do todo e, por conseguinte, do ambiente ecológico. Esse ser ecológico, contudo, só se assume e é reconhecido como tal, como um ser de cuidado, ao englobar ações, comportamentos e atitudes que privilegiam o cuidar de si, o cuidar do outro e o cuidar do ambiente. Esse ambiente se estende ao planeta, ao cosmo, ou seja, ao Universo, pois cuidar é preocupar-se, ocupar-se, proteger e envolver-se com o todo. O cuidado ecológico, no presente caso, sustentado pela filosofia holística, apresenta-se de uma forma que lhe caracteriza como não linear, e sim, circular, energético, variável, inter-relacional e transformativo. Ao explicar meu entendimento do cuidado humano, eu o tenho representado com essas características, ou seja, do ser-aí eu/*self*, do ser-aí-com-os-outros e do ser-aí-com--os-outros-no-mundo. Em outras palavras, eu/nós com a natureza, o planeta, o universo. Esse entendimento eu o represento em um gráfico no qual compomos um todo.

A percepção ecológica profunda (Capra, 2013) reconhece a inter-relação, mas mantém a interdependência de todos os fenômenos, indivíduos e sociedades; fazemos parte de todos os processos cíclicos da natureza que, na verdade, significa que somos, ao mesmo tempo, codependentes desses processos. A ecologia profunda não separa os seres humanos do meio ambiente natural, ambos compõem uma só coisa. Ela reconhece o valor intrínseco de todos os seres vivos e concebe os seres humanos apenas como um fio particular na teia da vida.

Fritjof Capra é autor, pesquisador e conferencista. Completou seus estudos e obteve seu doutorado na Universidade de Viena. Tem experiência e uma notável capacidade de explicar os conceitos da física em linguagem acessível. Realiza pesquisas teóricas sobre as relações da física moderna de alta energia e as relações com o misticismo oriental, bem como as implicações filosóficas da nova ciência. Autor de vários livros, dentre os quais destaco *O Tao da física*, *O ponto de mutação*, *Sabedoria incomum* e *A teia da vida*. É coautor de P*ertencendo ao universo*, livro que recebeu o *American Book Award* em 1992. É diretor do Centro de Alfabetização Ecológica em Berkeley, na Califórnia.

Capra adianta que a concepção de espírito humano é entendida como o modo de consciência no qual o indivíduo tem uma sensação de pertinência, de conexidade com o cosmo como um todo. A percepção ecológica, noutras palavras, é espiritual na sua essência mais profunda. Segundo ele, a

> origem do dilema do ser humano reside na nossa tendência de criar abstrações de objetos separados, inclusive de um eu separado, e em seguida acreditar que elas pertencem a uma realidade objetiva, que existe independente de nós (Capra, 2013, p. 230).

A natureza é sábia e é por meio dela que podemos aprender e entender toda a sua fantástica história, bem como as origens da organização dos seres vivos em seus ecossistemas, e construir, com esse aprendizado, uma sociedade sustentável. Sustentável, segundo Boff, significa

> a sociedade ou planeta que produz o suficiente para si e para os seres do ecossistema onde ela se situa; que toma da natureza somente o que ela pode repor que mostra um sentido de solidariedade geracional, ao preservar para as sociedades futuras os recursos naturais de que elas precisarão (Boff, 1999, p. 137).

A Terra, nossa casa comum, não é tão somente um pequeno planeta azul que faz parte do imenso sistema solar. Ela, segundo Boff, é Gaia, a grande mãe, um superorganismo vivo que se autorregula. Nascemos de seu útero, somos seus filhos; somos sua porção consciente, sapiente, amante e somos e devemos ser mais do que nunca, seus cuidadores.

Infelizmente, o que se vê hoje, já iniciado em séculos anteriores, mas atingindo uma marcha cada vez mais rápida e trágica nesse século XXI, são os desastres ecológicos, em geral, que decorrem da ação humana. O tema da ecologia recebe na atualidade amplo debate e preocupação; torna-se um problema político, social, econômico e de saúde. Nações se reúnem para resolverem os problemas e em virtude dos índices de desastre ecológico e de poluição ambiental. Muitos deles são irreversíveis, porém poderão ter suas consequências minimizadas caso sejam tomadas medidas conscientes e solidárias de comum acordo. É, sem dúvidas, um tema preocupante, vasto e de repercussões imprevisíveis.

Uma das consequências decorrente dos problemas ecológicos, nem sempre percebidas, ocasiona danos tanto no corpo físico como na mente humana. O sistema sanitário sofre, as doenças se propagam e, por conseguinte, as reservas econômicas, a pobreza, a miséria, a desestruturação urbana, todas as esferas são prejudicadas; em alguns países subdesenvolvidos, por certo, de forma mais grave com repercussões alarmantes. Desse modo, o futuro de ricos e pobres não será poupado.

10.1 Consciência, conscientização, consciência ecológica

O verbo conscientizar significa o ato de tornar-se consciente e que engloba uma ação. Consciência e tornar-se consciente englobam um estado. De acordo com Neves

> Consciência é um atributo pelo qual a pessoa se torna ciente do que se passa em seu interior, através de uma conexão profunda e verdadeira consigo mesma e com as pessoas ao seu redor, buscando cada vez mais se elevar na sua relação com o Universo (Neves, 2020, p. 11).

Conscientizar é um ato de natureza reflexiva, crítica, portanto, e exige comprometimento. Ao se conscientizar, hábitos e atitudes são questionados e poderão ser modificados no sentido de ajustar-se a uma nova e transformada realidade alcançada por meio do engajamento. Adotei uma variação no termo conscientização de natureza freiriana para o despertar de consciência de *consciousness raising*, proveniente de uma metodologia pedagógica feminista. O movimento de conscientização significa uma percepção de algo que, após reflexão e análise, assume uma nova concepção. A realidade passa a ser percebida de forma diferente, mais concreta, baseada em análise e experiência; evidências são consideradas assim como causas e consequências, e, diante disto, novas posturas são assumidas (Waldow, 2020, p. 45-46).

A conscientização ambiental é bastante utilizada e significa o desenvolvimento do senso crítico das pessoas. As pessoas se conscientizam a respeito do impacto provocado no meio ambiente e que se origina, em grande parte, do consumo e do manejo intervencionista e inapropriado dos recursos naturais. Ao conscientizar a importância do ambiente para a saúde dos seres humanos e dos seres vivos em geral, contribuiremos para o bem-estar e para a manutenção dos recursos naturais, na preservação da natureza e de seus habitantes. Essa consciência nos convoca ao cuidado: cuidar de nosso planeta Terra, cuidar de nosso meio ambiente, de nosso entorno mais próximo e contribuir para uma sociedade sustentável.

Nossa conscientização faz que percebamos a nós mesmos como parte do ecossistema: somos parte do todo; na verdade, somos o todo.

Ao empreender atitudes que prejudicam o meio ambiente provocamos o rompimento do equilíbrio e, por conseguinte, rompemos a dinâmica da cadeia da vida: perdemos a conexão; contribuímos para os desastres ecológicos; a natureza é devastada e o ser caminha para sua própria destruição. No entanto, a natureza se recomporá, muito embora leve tempo, pois a história já provou que o planeta se reconstitui, ao passo que novos ecossistemas serão formados e o ser humano, provavelmente, estará ausente.

Portanto, ao cuidar da Terra, da natureza, cuidamos de nós mesmos e, se somos parte e pertencentes ao planeta Terra, somos Terra, somos natureza. O cuidado humano representa uma forma de viver; é uma forma de ser; nascemos cuidado, somos cuidado e precisamos cultivá-lo, mantê-lo vivo. O cuidado pode variar e depende de como agimos, é uma responsabilidade do ser-aí, do ser-aí-com-os-outros, ser-aí-com-os-outros-no-mundo.

> O cuidado humano numa visão ecológica depende de sensibilidade, da consciência de estar no mundo e ser responsável pelo seu entorno, de contribuir com

> a manutenção da espécie, dos seres que habitam na natureza, em contribuir de forma responsável com o ecossistema, com a biodiversidade, na construção de uma sociedade sustentável (Waldow, 2020, p. 50).

Já documentado em outras publicações, reitero que o cuidado é capaz de transformar ambientes, humanizar relações, sensibilizar o humano de cada um de nós e, dessa forma, nos permite e nos capacita a ajudar a outros, a nós próprios e, assim, contribuir para um mundo melhor, mais saudável e ético (Waldow, 2004; 2012; 2020).

Na enfermagem, a pessoa que iniciou uma teorização a respeito do meio ambiente o fez por meio de observações sistemáticas, dados estatísticos e muita reflexão, de modo que se notabilizou como a precursora da enfermagem – Florence Nightingale (Nightingale, 1989; Silva, 1995). Inovadora para sua época, influencia e inspira até hoje estudantes e enfermeiras da prática contemporânea.

Florence é considerada e apontada como uma teorista devido ao seu vasto conhecimento e ideias, destacando-se por sua preocupação com o meio ambiente. Em sua visão, o ser humano e o meio ambiente estão inter-relacionados. O meio ambiente, conforme suas descrições, caracteriza-se em níveis de micro e macrocosmo.

A influência dos componentes do meio ambiente e como eles afetam a saúde foram amplamente enfatizados em seus escritos e conceitos como ventilação, luz, calor, dieta, silêncio e boas condições sanitárias.

O ambiente físico para Nightingale incluía a "enfermeira", posto que educação e atuação junto à população e aos órgãos de governo faziam parte de seu plano de ação.

Inovadora, essa ilustre figura com vasto conhecimento para a sua época e, além disso, por ser mulher, foi bastante influenciada por filósofos como Hipócrates e Francis Bacon. Sua visão encaixa-se nas concepções do paradigma holístico e vários de seus pensamentos a nós legados têm sido resgatados e incorporados ao saber/conhecer da enfermagem nos dias atuais.

Outro nome que se destaca na enfermagem, alertando para uma abordagem ecológica, é a de Concha Germán Bes. Ela tem se dedicado a esse tema participando de eventos e em escritos tais como "O pensamento ecológico de Florence Nightingale" (2021) e "Autocuidado EcoHolísticos" (2020).

Considerando várias outras reflexões e sempre pensando o cuidado do todo, concluo mais uma vez no que diz respeito à nossa responsabilidade em cuidar de nosso planeta. Daí considerar a questão ecológica como uma identidade de cuidado e a consciência de cuidado em relação ao meio ambiente, em sua relação ecológica, significando uma consciência mais exata da realidade do nosso meio ambiente mais próximo e do mundo onde vivemos analisadas de maneira crítica e sensível. De forma mais completa, a consciência ecológica, considerando o cuidado com o nosso planeta Terra, conduz a que se adotem ações no sentido de transformar a realidade, tornando-a mais saudável para todos os seus habitantes. Esta transformação diz respeito a ações encaminhadas para reverter problemas de desequilíbrio ecológico buscando meios estratégicos para sensibilizar, modificar ou minimizar atitudes danosas que provoquem a destruição da biodiversidade ecológica. As atitudes incluem ações no sentido de prevenir, manter o nível de saúde caso ameaçadas e, quando possível, reparar os danos (Waldow, 2020, p. 52).

É mister que nos conscientizemos do fato de que estamos vivendo uma nova fase, uma nova etapa que nos impele para uma necessidade de mudança de paradigmas e que estes, conforme Boff (2003), sejam pautados em novos valores, ou seja, adotando uma ética apoiada no cuidado e sustentada por uma ética ecoespiritual.

Um dos grandes problemas no Brasil em relação ao ambiente deve-se a uma falta de consciência responsável e pelo interesse e oportunismo da classe política. Não há um investimento adequado na população, visto que esta sofre de um analfabetismo ecológico crônico. A responsabilidade é de todos, todos necessitamos de conscientização. Necessitamos de uma nova relação com a natureza. Uma relação de cuidado, de preocupação, de envolvimento, de responsabilidade, de respeito. Precisamos nos envolver mais, atuar mais (Waldow, 2020, p. 59). Campos e Cavalari (2018, in Waldow, 2020, p. 61) usam a expressão "sujeito ecológico" para representar o sujeito que se caracteriza por apresentar um conjunto de atributos e valores ecológicos. Segundo os autores, a educação ambiental oferece um forte potencial de sensibilização não apenas em relação aos conteúdos, mas também aos aspectos formativos que influenciam novos modos de ser, compreender e de posicionar-se frente aos outros e a si próprio.

O cuidado pode ser exercitado, praticado, cultivado e vivido em todas as esferas, como no ensino, no ambiente acadêmico, na saúde, em todas as áreas de trabalho, em casa, na comunidade e, desse modo, o viés ecológico que se acrescenta ao tratar do cuidado do todo se torna imprescindível no nosso presente e, portanto, para o futuro, antes que seja muito tarde.

Parte VII

O futuro do cuidado e as tecnologias

11

As tecnologias avançadas e a inteligência artificial e o cuidado[15]

Essa última parte do livro trata do importante, atual e polêmica temática acerca das tecnologias em geral e sua relação com o cuidado.

Martha Gabriel, especialista em temas como a inteligência artificial, profetiza que a união homem-máquina pode possibilitar que humanos vivam por toda a eternidade, que as máquinas, por meio das impressoras 3D, reproduzirão órgãos humanos, evento que já pode ser testemunhado, pois na era tecnológica atual o presente já é futuro. A velocidade com que as coisas acontecem, com que objetos são substituídos ou atualizados são sintomas dessa superaceleração tecnológica. Segundo a autora, não teremos futuro sem incorporarmos as máquinas, posto que "a humanidade será uma nova coisa, não mais o que a gente é" (Gabriel, 2022).

Robôs já estão sendo criados por formas de vida biológicas e Martha Gabriel alerta para a necessidade de preservarmos a espiritualidade, fazendo uma reconexão com o interior do ser. Ademais, defende a necessidade e a utilidade do pensamento crítico, que, segundo ela, falta em nossas bases educacionais.

15 Este capítulo é uma versão resumida de um texto de minha autoria já publicado em outro lugar, a saber, "As tecnologias avançadas e a inteligência artificial: o futuro da enfermagem e o cuidado humano" (Waldow, 2020a, p. 13-54).

Donna Haraway (2000) utilizou o termo ciborgue para denotar um ser humano com componentes artificiais-mecânicos ou eletrônicos em várias partes do corpo, incluindo o sistema nervoso. Isto difere a criatura de um robô que é totalmente mecânico. Ela frisa que a imagem do ciborgue estimula a repensar a subjetividade do ser humano, o que coincide com o pensamento de Gabriel.

Vários itens devem ser analisados e repensados a respeito desta nova realidade e uma delas, sem dúvidas, abarca as questões da ética e da moral.

A inteligência tem suas origens na Antiguidade e se expande na década de 1950. Vantagens e desvantagens são listadas na sua utilização; uma das desvantagens é o seu alto custo, embora possa diminuir os gastos com a de mão de obra humana.

A Inteligência Artificial é uma inteligência similar à humana. Consiste na capacidade do sistema (agente inteligente) de interpretar dados externos de forma correta, aprender a partir desses dados utilizando a aprendizagem para alcançar objetivos e resolver tarefas por meio de adaptação flexível. É uma máquina inteligente originada pela pesquisa computacional. A meta é de que realizem coisas que até o momento os humanos fazem melhor. Gozam da capacidade de raciocínio, de aprendizagem, de reconhecimento de padrões (visuais, sensoriais, inclusive comportamentais) e até mesmo inferenciais.

Robô é um termo criado em 1921. Entretanto, análogos como dispositivos automáticos ou autômatos têm uma idade milenar que data de 350 a.C. O robô se caracteriza por um dispositivo automático de dois tipos: robôs controlados normalmente por pessoas e os robôs que dispensam comandos para a realização de determinadas tarefas. O controle é realizado mediante *algoritmos*[16] que regulam as entradas e saídas do robô por intermédio de processamento eletrônico, *software*, seja ele um circuito eletrônico

16 Algoritmos são um conjunto de instruções e regras que dizem a um programa de computador o que deve ser feito para executar sua função.

ou um computador pessoal. Robôs humanoides equipados com inteligência artificial estão sendo aperfeiçoados de tal forma que estão se tornado cada vez mais parecidos com os humanos em aparência e em expressões faciais.

Ciborgue é um termo bastante utilizado que compreende uma abreviação de "organismo cibernético", cuja primeira aparição na literatura científica se deu por volta da década de 1960. Compreende um ser humano com componentes mecânicos ou eletrônicos, ou seja, com alguma ou várias partes do corpo e sistema nervoso que são substituídos por equivalentes artificiais. Uma estudiosa do assunto de ciência e tecnologia e teórica feminista, Haraway, (2000) pontua que a imagem do ciborgue estimula a repensar a subjetividade do ser humano e constitui um instrumento de análise cultural. Ela também problematiza as dicotomias tais como corpo/mente organismo/máquina, natureza/cultura, entre outras.

Uma das definições sobre o cuidado humano é como segue:

> ... o ser-aí-no-mundo se define pelas formas ou maneiras de experienciar cuidado e nas relações de cuidado que estabelece consigo mesmo, com os outros e com o meio que o cerca. Isto o distingue como ser humano e lhe confere humanidade (Waldow, 2006, p. 37).

Cuidado humano é assim denominado ao se referir ao cuidado generalizado que caracteriza os dos humanos. Como o estudo trata do cuidado na enfermagem, este

> é compreendido como os comportamentos e atitudes demonstradas nas ações que são pertinentes à enfermagem e asseguradas por lei, desenvolvidas com competência no sentido de favorecer as potencialidades das pessoas para prevenir, manter ou melhorar a condição humana no processo de viver e morrer (Waldow, 2012, p. 89).

11.1 Considerações acerca das tecnologias em geral

Alguns autores (Locsin, 2018; Monteiro, 2016; Philbech, 2018) mencionam os vários e diferentes serviços na área assistencial que se utilizam de tecnologia avançada. Esses avanços proporcionam uma série de benesses em termos de praticidade, economia de pessoal e de tempo, além das maravilhosas notícias no atendimento das demandas da população no que tange à prevenção, ao tratamento e à cura de doenças. No entanto, há também uma preocupação com a eliminação do contato pessoa-profissional, isto é, com a eliminação de algumas profissões e, como consequência, do aumento do desemprego. As pessoas deverão se atualizar e se preparar para novos conhecimentos e habilidades.

As novidades são que, apesar de algumas controvérsias, as relações interpessoais serão possíveis mediante a criação de robôs quase humanos (humanoides). Dotados de vários atributos e habilidades, eles farão contato pessoal bastante eficaz e, possivelmente, serão capazes de expressar sentimentos, o que parece uma fantástica superação tecnológica.

Os autores anteriormente citados alertam para a introdução dessas criaturas/aparatos/máquinas de cuidado na área assistencial da enfermagem, pois afirmam que não existe enfermagem sem interação humana, ademais, questionam-se a respeito de como conseguirão se "sensibilizar para a essência humana"?

Outra dúvida diz respeito a se os robôs ou ciborgues serão programados para atender as variações que pacientes apresentam em seus dados fisiológicos ou se irão apenas realizar tarefas e condutas de forma rotineira e, claro, robotizada.

Diante das eminentes invenções e usos das tecnologias avançadas e da inteligência artificial, a concepção filosófica da análise do cuidado universal e do cuidado na saúde é preocupante. De onde, por exemplo, se originam seus pressupostos? É necessário estarmos atentos às mudanças. A fascinação pela tecnologia, pela tecnocracia e pela inteligência artificial já são realidade. Dessa forma, é necessário reformular currículos, práticas e habilidades que deverão ser repensadas e atualizadas conforme surjam novas exigências. Em relação ao futuro, é impossível não refletir e tecer algumas perguntar a respeito deste tema instigante e desafiador.

Dois autores, Locsin e Ito (2018), insistem em seu alerta a respeito da necessidade de a enfermagem refletir acerca da atual e da futura prática de enfermagem haja vista todas as tecnologias e avanços computacionais (*quantum computer*) já disponíveis hoje e, ademais, os robôs poderão ser programados para substituir os profissionais humanos na enfermagem. É curioso saber quem administrará e orientará quem, ou seja, se seriam enfermeiras(os) humanoides (robôs) ou enfermeiras(os) humanos. E, considerando uma das possibilidades, deve-se pensar em quem seria responsável por quem. Diante dessas interrogações e dúvidas, vale também preocupar-se com um eventual, mas não improvável, acidente; nesse caso, quem seria responsabilizado?

Ainda há muito pouco acerca desse assunto na literatura de enfermagem e, portanto, muitas dúvidas e perguntas dizem respeito a como colegas enfermeiras percebem os desafios que se apresentam como, por exemplo, se robôs serão capazes de externar comportamentos e atitudes de cuidado de modo similar aos humanos? Uma questão mais radical, porém, não improvável é: *a enfermagem poderá ser substituída por máquinas androides; a enfermagem deixará de existir?*

A relação cuidado-tecnologia, bem como a existência da inteligência artificial, são temas muito desafiadores acerca dos quais Preciado (2018) questiona: "como cuidar em tempos complexos?".

Impõe-se mais uma questão: *em que medida a enfermagem, atualmente, está envolvida com as tecnologias avançadas e com a inteligência artificial?* Ou seja, *o que a comunidade de enfermagem pensa acerca da introdução dessas tecnologias em relação ao cuidado?*

12

Conduzindo uma pesquisa

Movida pela curiosidade e preocupada com essa nova realidade que já impera em várias esferas da vida cotidiana, nos serviços, nas profissões, e, de modo geral, na área da saúde na qual me situo, sobretudo na enfermagem, resolvi aprofundar um pouco meus parcos conhecimentos acerca de tecnologias, como, por exemplo, o que seria o algoritmo, os robôs, os ciborgues e a inteligência artificial? Como elas impactam na esfera da enfermagem já que algumas delas são amplamente utilizadas na medicina em exames de imagem, oferecendo uma nova linguagem a toda a equipe? Somos obrigados a nos familiarizar com estas tecnologias que, queiramos ou não, podem estar em nossas casas, nos serviços de que necessitamos, enfim, no dia a dia e no ambiente de trabalho. Foi aí que me perguntei, na condição de usuária e de profissional do sistema de saúde – já que estou ciente das várias modificações oriundas do uso das tecnologias – como essa realidade estaria sendo inserida no campo da prática da enfermagem e como e quais diferenças ocasionariam na prática de ensino.

A fim de satisfazer minha curiosidade, resolvi verificar mais de perto essa realidade, buscando identificar as opiniões de profissionais da enfermagem a respeito de seu uso na prática profissional. Propus-me a desenvolver um projeto de pesquisa acerca deste tema com o qual não estava familiarizada e cujo interesse foi, de um lado, motivado pela curiosidade já mencionada e, por outro, por acreditar que precisamos nos movimentar frente a uma nova realidade que impele à necessidade de mudanças e reinvenções.

O método de pesquisa empregado enquadrou-se no método de um estudo exploratório, de característica qualitativa, cuja questão norteadora foi delineada como se segue: *Podem as tecnologias avançadas e a inteligência artificial substituir o cuidado humano na enfermagem?*

O estudo teve como objetivo consultar a opinião de determinado grupo de pessoas (no caso, enfermeiras(os)), eleitas(os) ou indicadas(os) como destacadas(os) no cenário da enfermagem acerca da temática. O processo de obtenção das informações foi planejado e realizado por meio das seguintes etapas:

A primeira etapa: Para delimitar a extensão de opiniões de profissionais da enfermagem como informantes na pesquisa, optei por aqueles que preenchessem os critérios que estabeleci, tais como: ser da área da enfermagem; ter no mínimo, título de doutor (exceção para alguns países cuja titulação ainda fosse predominantemente em mestrado); ocupar alguma posição de liderança (coordenador de graduação, pós-graduação, presidência de alguma entidade assistencial, associação de classe); ter publicações em revistas nacionais, internacionais, livros e/ou capítulos de livros; pesquisas na área da enfermagem (assistencial ou ensino).

Os sujeitos da pesquisa, enfermeiras(os), docentes na enfermagem foram selecionadas mediante indicações, além de busca e confirmação da sua história profissional. Esses participantes, doze, no total, foram selecionados representando profissionais oriundos de alguns países de língua espanhola e portuguesa. Os países, sete com dois representantes cada, foram: México, Espanha, Peru, Chile, Colômbia, Brasil e Portugal.

Todos os participantes, quer conheçam ou fossem indicados, tiveram seus currículos estudados.

A segunda etapa: Os profissionais selecionados foram contatados via internet por correio eletrônico (e-mail), e convidados a participar da pesquisa. Todos os profissionais receberam, além do convite para participar da pesquisa, uma carta de apresentação, um texto com um resumo da proposta da pesquisa e um documento com o termo de consentimento livre e informado, todos anexados ao fim do estudo. Dei início ao envio dos convites em 5 de março de 2019, com previsão de término de recebimento das respostas em 15 de maio de 2019. O prazo sofreu três prorrogações por conta da falta de resposta de alguns convidados, de modo que foi necessário escolher novos participantes. O término definitivo deu-se em 10 de julho de 2019.

A terceira etapa: Os participantes receberam as seguintes:

1. Descreva o que conhece e dê sua opinião a respeito das tecnologias avançadas (TA) e da inteligência artificial (IA) na esfera da enfermagem.
2. Descreva como pensa que o uso de TA e da IA afetariam o trabalho da enfermagem (positiva e/ou negativamente). Justifique sua opinião.
3. Descreva como vê a tendência no uso de TA e da IA na área de enfermagem e sua relação com o cuidado humano.

As respostas às questões foram analisadas e cada sujeito recebeu como identificação a sigla de seu país e um número, um ou dois, conforme a ordem de envio de respostas e respeitando o anonimato dos participantes. Por exemplo, (na ordem em que foram recebidas as respostas): México (Mx1; Mx2), Peru (Pe1; Pe2), Espanha (Es1; Es2), Brasil (Br1; Br2), Portugal (Pt1; Pt2), Chile (Cl1; Cl2), Colômbia (Co1; Co2).

A análise das informações foi realizada à luz dos preceitos de Bardin (Moraes, 1999). Os textos com as respostas foram lidos e relidos; também se realizou uma definição de unidades de significado e, posteriormente, cada texto de respostas foi resumido, já salientando os depoimentos que provavelmente seriam transcritos de forma literal. Em seguida, foi realizada uma leitura final para certificar as unidades de análise extraídas das categorias. Após esses procedimentos, seguiu-se a descrição das informações em suas respectivas categorias. As respostas em espanhol foram traduzidas de forma livre.

A interpretação foi realizada a partir da fundamentação realizada anteriormente, ou seja, do texto teórico do estudo com comentários da pesquisadora acrescidos de dados de outros estudos a respeito da temática. Busquei a compreensão dos conteúdos extraídos das respostas com considerações de caráter indutivo-construtivo. A análise de conteúdo é uma interpretação pessoal do(a) pesquisador(a) acerca das informações/depoimentos fornecidos pelos participantes. A leitura não é neutra, pois envolve interpretação (Moraes, 1999).

No que tange às considerações éticas, a pesquisa, por sua natureza, não necessitou de submissão e análise por uma comissão ética segundo a resolução 510 de 7 de abril de 2016 aprovada pelo Plenário do Conselho Nacional de Saúde em sua Quinquagésima Nona Reunião Extraordinária. Todas as informações fornecidas foram respeitadas em termos de confidencialidade, ou seja, os sujeitos tiveram sua identidade preservada em anonimato. Tratou-se de um estudo sem nenhum dano aos sujeitos e todos, ao aceitarem em contribuir à pesquisa, deram seu consentimento livre e esclarecido, fornecendo sua anuência em registro assinado do termo de esclarecimento livre.

Vale reportar que distingui limitações no estudo. Primeiramente, constatei que vários sujeitos que atenderam a meu convite já me conheciam e sabiam de meus estudos acerca do cuidado humano. Identifiquei, em suas respostas, alguns itens apresentados em publicações e conferências. Por outro lado, talvez o texto com a proposta da pesquisa possa ter influenciado, já que apresentava um pequeno resumo do tema, incluindo os principais termos como tecnologias avançadas, inteligência artificial e cuidado humano.

13

Descrevendo as informações

Os temas extraídos das questões enviadas aos participantes que forneceram as respectivas informações foram elencados como se segue:

O conhecimento das tecnologias avançadas e da inteligência na enfermagem; o cuidado humano e as implicações decorrentes do uso das tecnologias avançadas e da inteligência artificial na enfermagem; as relações interpessoais e a questão da ética; e as vantagens e desvantagens das tecnologias avançadas e da inteligência artificial, bem como as perspectivas para o futuro.

Os participantes relataram ter percebido que uma invasão tecnológica seria uma espécie de ameaça que reduziria o aspecto humano nas relações. Apesar da orientação paradigmática e das respostas que evidenciaram simpatia à introdução de tecnologias na área da saúde, houve uma reação contrária ao que poderia se originar a partir de seu uso, a saber, uma redução do contato humano, uma despersonalização e, por conseguinte, uma desumanização do cuidado. Nesse sentido, várias foram as manifestações bastante enfáticas de que a tecnologia, no que se refere à inteligência artificial, não poderá substituir a enfermagem.

Houve uma concordância de que o cuidado humano é o que distingue a enfermagem das outras profissões. Outro aspecto mencionado em várias respostas relacionou-se ao ensino e à formação profissional. Alguns se preocuparam com a atualização dos currículos de enfermagem e com a introdução de conteúdos que acabem por instrumentalizar os estudantes para a nova realidade, ou seja, um cenário de saúde permeado por tecnologias. As sugestões foram de não perder os elementos e princípios "humanizantes" da enfermagem, do cuidado humano, a fim de impedir tendências de comportamentos robotizados. Convém trazer o que foi colocado entre os aspectos considerados prioritários nas possíveis mudanças curriculares, tais como as relações interpessoais (mais afetivas) e o desenvolvimento dos novos conhecimentos do mundo tecnológico e das habilidades correspondentes.

Evidenciou-se em algumas respostas a sedução pelas tecnologias, sobretudo para os jovens que fazem parte de uma geração criada em ambientes altamente tecnológicos; tal realidade não será assustadora; pelo contrário, será mais fácil de ser confortavelmente assimilada. Contudo, o problema da redução da mão de obra humana deverá ser contornado. De fato, não se sabe ao certo como será definida a nova realidade e quais postos e atividades serão mantidos, substituídos ou mudados. Uma das sugestões seria repensar a natureza do trabalho de enfermagem, redefinindo-o, e, ao mesmo, tempo, revisando as concepções do cuidado humano.

Enfrentar essas mudanças foi outra sugestão, em razão de clarear as ideias, de aceitar possibilidades e de rever posturas a fim de alcançar um equilíbrio entre tecnologias avançadas, inteligência artificial e cuidado humano. Ao invés de rejeitar e resistir ao inevitável, sugeriu-se seguir *pari passo* o seu desenvolvimento, de modo que aceitemos a tecnologia como uma aliada, e não como uma intrusa ou uma competidora.

Algumas considerações à guisa de conclusão parecem pertinentes. Constatou-se que os participantes pouco contribuíram acerca da temática, isto é, evidenciaram pouco saber que este assunto fosse objeto de suas preocupações e que fosse fonte de debates capazes de impactar suas vidas profissionais. As experiências relatadas em algumas das respostas na pesquisa se referiam às tecnologias presentes em unidades de cuidado intensivo e às tecnologias de uso corrente nos ambientes de saúde. Houve rejeição às biotecnologias e ênfase a uma postura humanista e interrelacional do cuidado. Várias respostas aludiram ao perigo de desumanização, robotização e desvalorização da pessoa na condição de figura central do cuidado. Embora ainda não tenham sido conscientizados por vários profissionais, os discursos no cenário mundial e na área da saúde estão no auge e, segundo a categoria dialética que emergiu na pesquisa do cuidado de enfermagem *versus* competências tecnológicas, os denominados "ambientes tecnológicos" (Monteiro, 2014), isto é, o cuidado, visto como "humanizante" *versus* o cuidado "tecnologizado", parece que competem agora com os "ambientes de cuidado" (Waldow, 2012).

Outra dimensão pontual que surgiu em algumas respostas foi quanto às decisões na prescrição dos cuidados, fato questionado por José L. Medina Moya e citado por Monteiro (2014). Isto é, se os diagnósticos de enfermagem estandardizados não caracterizariam uma opção redutora, objetificante e alienante do modelo biomédico que reduz o sujeito e suas ações, propagadas como uma abordagem holística, fragmentadoras e redutoras do sujeito.

Várias atividades na realidade das tecnologias avançadas e da inteligência artificial passariam a ser realizadas por sistemas informatizados sem a mediação da(o) enfermeira(o). No entanto, como se processarão essas atividades ainda é uma incógnita difícil de imaginar numa realidade ainda tão nova na enfermagem.

Parece que a ciência da enfermagem necessita rever sua estrutura epistemológica, seus paradigmas e sua identidade, revendo, portanto, os conceitos de cuidado, bem como sua natureza e sua ética. As sugestões e as posições na pesquisa, algumas contraditórias e outras alienadas do assunto, confirmaram isso. A tendência é que as inovações tecnológicas e a eminente ciborguezação do humano traduzir-se-ão em novos conceitos, aos quais já se aludiu. Uma nova epistemologia na enfermagem implica que novos conceitos de cuidar deverão ser repensados, de modo que o conceito de pós-humano poderá vir a ser central (Monteiro; Curado, 2016).

Precisamos considerar todas as facetas dessa nova realidade que se aproxima, suas vantagens e suas desvantagens. É impossível negar os múltiplos benefícios e facilidades no trabalho da enfermagem, bem como os inumeráveis fatores positivos que serão de extrema ajuda aos seres pelos quais a enfermagem se responsabiliza em seu processo de cuidar. Urgem, portanto, discussão e reflexão para que se possa opinar e optar pelos meios e estratégias mais sensatas e convenientes para o futuro da enfermagem antes que ela desapareça ou perca seu protagonismo.

Parte Final

Considerações acerca do livro

Este livro, no meu entender, revisa alguns pontos, atualiza outros e, ao fim, pareceu-me mais maduro, embora um pouco denso. Foi fruto de um desejo de ampliar alguns conceitos, aprofundando seu arcabouço filosófico a fim de esclarecê-lo melhor mediante a opinião de outros autores, além de opinar a respeito de um assunto que sempre me motivou e que, a meu ver, foi exposto colocado de uma maneira mais clara como o trabalho de Patrícia Benner. Considero-o um trabalho de peso e de grande impacto por trazer depoimentos e experiências de enfermeiras que se configuram como ações de cuidado. Busquei relacionar os relatos e experiências das enfermeiras às experiências em pesquisas semelhantes em nossa realidade brasileira. Um pouco frustrante, já que ainda carecemos de uma presença mais incisiva na prática profissional. Contento-me, pois ainda está longe de ser levada a cabo; talvez seja um sonho impossível termos "enfermeiras de cabeceira", mas penso que poderíamos batalhar, tanto na prática como no ensino, para motivar o desenvolvimento de profissionais com uma atitude mais autônoma dentro de nosso universo de cuidar, utilizando os elementos essenciais do cuidado com os pacientes, com os familiares, com os alunos e com a equipe. É preciso prezar por ações mais "presentes", não apenas para, eventualmente, saber como o paciente está passando, mas também ao realizar um eventual procedimento, ao ajudar a ver o que o paciente deseja quando chama por ajuda repetidas vezes e a equipe toda está ocupada com os afazeres de outro paciente e responde que em breve algum técnico irá lhe ajudar. Por outro lado, cumpre ressaltar também a disponibilidade ao empreender um projeto como o da autora, utilizando uma metodologia de pesquisa irretocável, assim como as estratégias para evidenciar as narrativas das enfermeiras no estudo.

O atual cenário da enfermagem é bem diferente do que tínhamos há algumas décadas, pois modificou-se, alcançou mais espaço e mais encargos em posições de destaque. No entanto, ainda invisibilizada sob outros aspectos. Recursos tecnológicos como o registro computacional ocuparam muitas esferas que antes competiam exclusivamente às enfermeiras, de modo que, embora seja inegável que se trata de ferramentas úteis à enfermagem, é imprescindível que nós enfermeiras tentemos estar mais próximas a nossos pacientes, além de supervisionar de perto nossas equipes. Percebo agora que, em algumas instituições, os profissionais se fazem mais presentes, mas somente na acepção mais fraca do termo, isto é, de se apresentarem ao receber o paciente, seja em sua internação, seja na vinda de alguma cirurgia ou de uma unidade de tratamento intensivo, bem como em conferir como ele está. Noto que não é incomum desconhecerem toda a história pregressa e mesmo algumas particularidades importantes a respeito dos pacientes em suas unidades de trabalho.

Já enfatizado o que representa esse "estar presente", o que significa sentir empatia, compaixão? Penso que enfermeiras poderiam estar presentes, dedicando uma hora por turno ao seu "protocolo" de atividades, ouvindo os pacientes deixando-os confiantes para que expressem seus sentimentos: ouvir com os ouvidos, com os olhos, promovendo conforto ao segurar suas mãos, deixando-os falar não só de sua doença, mas de sua "experiência" com ela, com o estar acamado, com o estar hospitalizado, com o sentir-se dependente, humilhado, inútil, desesperançado... O estar presente busca resolver os problemas que envolvem a segurança, o conforto em seu ambiente próximo, em propiciar maior atenção da equipe médica, em verificar, por exemplo, quantas vezes o paciente, em um turno, recebe profissionais para coletar sangue e puncionar tantas vezes seus braços doloridos e cansados, quando poderiam ser realizadas de uma vez, quando possível, e tantas outras coisas que ficariam surpreendidas ao dispor-se a ouvir as falas dos pacientes. Pequenas coisas que para eles são importantes em seu universo de um quarto de hospital, considerando alguns com permanência longa e com uma vista de apenas telhados e de casas de máquinas. Compreender como os pacientes são afetados tão longe de suas casas, de suas coisas, dos "seus cantinhos" preferidos, longe dos seus afetos...

Avançamos no reconhecimento do cuidado como algo que nos pertence e que é compartilhado. Fala-se de cuidar e cuidado em diferentes esferas: leigas, científicas, cotidianas e, claro, de diferentes formas, mas realmente o exercitamos, os vivenciamos e os consideramos dádivas? Acaso realizamos essa grande obra de arte que significa o cuidar em sua essência?

Eu gostaria que este livro servisse para uma leitura que provocasse reflexões e vontade de mudar muitas coisas, mas mais ainda, que servisse para que cada leitor se conscientizasse da riqueza que em ser um ser de cuidado tem, cultivando-o, vivenciando-o e praticando-o consigo, com o outro e com seu ambiente, com a natureza, com o planeta, preservando-o, fazendo parte real do todo. Infelizmente, continuo com meu sonho já externado anos atrás em algumas apresentações de publicações, como na de 1998, meu primeiro livro solo no qual em dado parágrafo coloquei que, por meio dele, esperava

> tornar compreensível a forma como visualizo o cuidar, pelo resgate de seu sentido humano. Ele não pode ser prescritivo, não existem regras a seguir, nem manuais de cuidar [nem protocolos] ou de ensinar a cuidar. O cuidado deve ser sentido, vivido. E para que o cuidado seja integrado no nosso dia a dia, é preciso absorvê-lo, permitir

> que ele faça parte de nós mesmas, transformá-lo em estilo de vida. Só então saberemos ou intuiremos como encontrar formas ou maneiras de demonstrá-lo no ensino e na prática (Waldow, 1998, p. 14).

Em publicação de 2004 (p. 10) ressalto que "o cuidado em sua essência é ético" ... "o cuidado, foco unificador da enfermagem, constitui a sua ética" (Waldow, 2004, p. 10). Mais adiante, na publicação de 2004 afirmo que a valorização profissional tão almejada

> só passará a ser criada no momento em que os profissionais se comprometam e se envolvam em um movimento, primeiro individual, valorizando o cuidar como algo importante, conscientizando-o como um princípio moral e um exercício cotidiano, ressignificando-o (Waldow, 2004, p. 10; p. 14).

Na apresentação de uma publicação de 2012, exalto meu encantamento com o tema do cuidado, sempre me permitindo sonhar e imaginar esse cuidar, mesmo com as contradições de nosso mundo sempre em transformação e, nela, ressaltei que minha proposta ao escrevê-lo era a de visualizarmos "o cuidado como o resgate do humano, como a essência do ser", e, hoje, na condição de essência da enfermagem, como tentei esclarecer no presente livro. Ademais, acrescentei naquela apresentação que esperava no futuro poder dizer que "a enfermagem se caracteriza por ser uma prática de cuidar (obviamente através de minhas lentes coloridas) [...]" (Waldow, 2012, p. 9). E que

> se os profissionais de enfermagem acreditassem no cuidado como ação de poder transformador e se envolvessem e lutassem por uma prática de cuidado como a idealizamos nos atuais sistemas de saúde do mundo, conseguiriam efetuar muitas mudanças, ou pelo menos renovações, tanto para a profissão como para as pessoas que usufruem de seus serviços (Waldow, 2012, p. 9–10).

Talvez tenha sido muito otimista em colocar a prática de cuidado como a idealizamos, pois não creio que tivesse, à época, uma visão realista, colocando o ideal de forma coletiva.

Quero registrar que certa vez fui criticada por uma colega em uma mesa redonda que afirmara que, nessa releitura, eu só escrevi acerca do cuidado focalizando enfermeiras. Não consegui verbalizar que, ao fim do livro, coloquei esta tarefa exclusivamente para as enfermeiras por acreditar que elas (nós) eram responsáveis tanto pelo ensino de graduação em enfermagem como pelas escolas de formação de auxiliares e técnicos de enfermagem. Primeiro, como se trata de um assunto considerado novo em sua interpretação de cuidar e a partir de um novo paradigma, deveria ser, primeiro, absorvido e conscientizado pelas enfermeiras para depois discuti-lo com os estudantes e demais profissionais. Outro aspecto, importante de mencionar, é que em virtude de as características da prática de enfermagem nas instituições de saúde serem predominantemente exercidas por técnicos de enfermagem, tenho constatado com muita satisfação que, em muitas delas, vejo demonstrados vários elementos que compõem o cuidar em suas dimensões espirituais como amabilidade, carinho, compaixão e respeito, aliados à competência técnica.

Assim, ao finalizar este livro, posso perguntar e deixar para reflexão uma proposta, apesar de ser quase frustrada pela questão colocada por minha colega Eloita Neves: "E daí? O que fazemos em relação à realidade que se apresenta?" Pois, em sua opinião, com a qual concordo por inteiro, muitas de nós nos dedicamos ao longo de nossa trajetória a estudos, seminários, oficinas, publicações e teses acerca do assunto e, no presente livro, ao refletir a respeito de minhas colocações, ao fim da leitura parece que não estamos atendendo ao que se refere a nossa razão de ser na enfermagem, que seria o cuidar. Bem, como sendo um conteúdo de características de conscientização e reflexão, só posso deixar mensagens e sublinhar aspectos de como agir, de como poderia ser feito, de modo que almeje que os profissionais consigam inspirar-se e sentir-se instigados por essas reflexões para a sua prática, repensando-a, reavaliando-a e, quiçá, sintam-se motivadas e empoderadas para renovar e empreender ações para transformá-la, trabalhando e experienciando o cuidado em todas as suas dimensões.

Muitas conquistas já foram obtidas na busca de identidade e autonomia, embora, a meu ver e para algumas autoras aqui citadas, não foram alcançadas por completo. Muitas colegas alegam que, sim, conquistaram a autonomia por meio da sistematização da assistência e das classificações diagnósticas, de modo que as autoras selecionadas em alguns capítulos teceram opiniões contrárias.

Respeitando as opiniões e crenças, julgo, no entanto, que seja necessário aprofundar a crítica, rever origens e ter em consideração estudos teórico-filosóficos que fundamentam o cuidado, uma vez que, até então, é a única teoria apresentada que traz um arcabouço consistente com princípios e valores humanitários. Contudo, não se pode negar o tradicionalismo e a influência de paradigmas da linha positivista e biologista. Como estamos em um novo patamar do qual não poderemos escapar, a saber, a presença das tecnologias avançadas e da inteligência artificial, penso que alguma discussão deverá surgir, senão de forma voluntária, ao menos de forma premente ao se conscientizar que elas já estão aí e que nossas posturas terão de mudar.

Finalizando este livro, quero registrar meu profundo agradecimento para alguns colegas que tão amavelmente acederam em dar-me seus depoimentos a respeito de suas experiências de necessidade dos serviços e das equipes de saúde em algum momento mais recente de suas vidas. Entre as que aqui foram citadas, cada qual saberá identificar-se pelas narrativas e por ter conhecimento dos nomes que lhes atribuí, mesmo mantendo-as em anonimato. Tenho certeza de que não se importariam em colocar os verdadeiros nomes, mas sinto-me melhor em não as expor. Foram elas: Elisa, Tânia, Sílvia e Nora.

Especiais agradecimentos ao querido e amável Professor Dr. Leonardo Boff por seu reconhecimento e divulgação do meu trabalho; ele é minha inspiração e motivação para continuar trilhando o caminho do cuidado. À minha querida amiga Eloita Pereira Neves pelos momentos compartilhados e por sua disponibilidade em participar deste livro com sua entrevista e por ter lido o manuscrito, assim como na divulgação da publicação de nosso singelo livro *Consciência, cuidado e saúde: contribuições para o desenvolvimento humano e planetário* (2020); ao Dr. Francesc Torralba, que se disponibilizou em me receber em Barcelona e aceitar orientar-me nos estudos de pós-doutorado, infelizmente não concretizado, pois, como aposentada, não teria ajuda financeira das entidades brasileiras para tal. Agradeço também por sua confiança ao entregar-me seu livro *Antropologia del cuidar* para redução e tradução para o português, obra que continua me inspirando desde então.

Ao meu amigo José Maria Wiest que me alegrou e honrou em sua revisão do capítulo a respeito da essencialidade do cuidado e pela posterior leitura de todo o texto.

Aproveito para deixar meus agradecimentos pelo acolhimento e amizade das colegas de Zaragoza, em especial à Dra. Fabíola Hueso Navarro e à Dra. Concha Germán Bes. A todas as colegas e amigas da enfermagem peruana pelos convites, homenagens, dedicação e amizade. Um especial obrigado à dedicada e zelosa amiga Magda Núñez Vargas por ter permanecido ao meu lado e "cuidar" de mim quando necessitei ficar hospitalizada em Lima; à Dra. Irene Zapata Silva por sua incrível ajuda e à querida Lili que me fez um maravilhoso relaxamento por meio do toque terapêutico naquele momento de muita angústia, pois me senti muito mal e longe de minha casa. A toda equipe da instituição em que estive hospitalizada, a Clínica Stella Maris – Nuestra Señora Del Sagrado Corazón, e onde me encantei com a maneira de cuidar das colegas da enfermagem. À minha querida ex-aluna, ex-bolsista e querida amiga Rosália F. Borges que sempre me mantém atualizada e me ajuda com alguns "perrengues" computacionais; por fim, a todos e a todas os amigos e amigas, pessoas que direta e/ou indiretamente colaboraram com palavras de incentivo, eis o meu muito obrigada.

Referências

APPLETON, C. "The gift of self: a paradigm for originating nursing as art". *In*: CHINN, P.L.; WATSON, J. (orgs.). *Art and aesthetics in nursing*. Nova York: MLN, 1994. p. 91-113.

BENNER, P. *From novice to expert: excellence and power in clinical nursing practice*. Menlo Park, CA: Addison-Wesley, 1984.

BENNER, P.; TANNER C.A.; CHESLA, C.A. *Expertise in nursing practice:* caring, clinical judgment, and ethics. Nova York: Springer, 1996.

BISHOP, A.H. & SCUDDER, J.R. *Nursing: the practice of caring*. Nova York: National League for Nursing Press, 1991.

BOFF, L. *El cuidado necesario*. Madri: Trotta, 2012.

BOFF, L. *Ética ecoespiritualidade*. Campinas: Verus, 2003.

BOFF, L. *Ética y moral*: la búsqueda de los fundamentos. Santander: Sal Terrae, 2004.

BOFF, L. *Espiritualidad, un camino de transformación*. Santander: Sal Terrae, 2002.

BOYKIN, A.; SCHOENHOFER, S. *Nursing as caring*: a model for transforming practice. Nova York: National League for Nursing, 1993.

BOYKIN, A. (org.). *Living a caring-based program*. Nova York: National League for Nursing Press, 1994.

BOYKIN, A.; SCHOENHOFER, S. "Reframing outcomes: enhancing personhood". *In*: CODY, W. (org.). *Philosophical and theoretical perspectives for advanced nursing practice*. Massachusetts: Jones and Bartlett, 2006.

BRAGA, T.B.M.; FARINHA, M.G. Heidegger: em busca de sentido para a existência humana. *Revista da Abordagem Gestáltica*, vol. 23, n. 1, p. 65-73. Abr. 2017. Disponível em http://pepsic.bvsalud.org/scielo.php?script=sci_arttext&pid=S1809-68672017000100008&lng=pt&nrm=iso – Acesso em 16 dez. 2022.

BROOKFIELD, S. *Developing Critical thinkers*. San Francisco; Jossey-Bass, 1988.

BRUM, A. *O mistério da ética*: o homem é a morada do fogo-logos. Brasília: Garbha-Lux, 2020.

CALIRI, M.H. *A utilização da pesquisa na prática clínica de enfermagem:* limites e possibilidades. 2002. p. 152. Tese (Doutorado em Enfermagem) – Escola de Enfermagem de Ribeirão Preto, Universidade de São Paulo. Ribeirão Preto, São Paulo, 2002.

CALIRI, M.H.; MARZIALE, M.H.P.; PALUCCI, M.H.A prática de enfermagem baseada em evidências: conceitos e informações disponíveis. *Revista Latino-Americana de Enfermagem*, Ribeirão Preto, vol. 8, n. 4, p. 103-104, ago. 2000.

CAPRA, F. *A teia da vida*. São Paulo: Cultrix, 2013.

CHINN, P.L.; KRAMER, M.K. *Knowledge development in* nursing: theory and process. 10. ed. Saint Louis: Elsevier, 2018.

CODY, W.K. *Philosophical and theoretical perspectives for Advanced Nursing Practice*. Sudbury: Jones and Bartlett, 2006.

COLLIÈRE, M.F. *Promover a vida*: da prática das mulheres de virtude aos cuidados de enfermagem. Lisboa: Sindicato dos Enfermeiros Portugueses, 1989.

COLLIÈRE, M.F. *Cuidar...a primeira arte da vida*. Loures: Lusociência, 2003.

DE DOMENICO, E.B.L.; COSTARDE, I.C. A enfermagem baseada em evidências: princípios e aplicabilidades. *Revista Latino-Americana de Enfermagem*, vol. 11, n. 1, fev. 2003.

FAWCETT, J.; WATSON, J.; NEUMAN, B.; WALKER, P.H.; FITZPATRICK, J.J. "On nursing theories and evidence". *In*: CODY, W. (org.). *Philosophical and theoretical perspectives for advanced nursing practice*. Massachusetts: Jones and Bartlett, 2006, p. 265-279.

FIGUEIREDO, N.M.A. "A dama de branco transcendendo para a vida – morte através do toque". *In*: MEYER, D.E.; WALDOW, V.R.: LOPES, M.J.M. *Marcas da diversidade*: saberes e fazeres da enfermagem contemporânea. Porto Alegre: Artmed, 1998, p. 137-169.

FIGUEIREDO, N.M.A. *et al.* Cuidado de enfermagem: espaço epistêmico de vivências de ensino a partir do ser cliente. *Revista Enfermagem UERJ*, vol. 20, n. 2, p. 167-172. 2012.

GABRIEL, M. Em 30 anos, a humanidade será uma nova coisa, não mais o que a gente é. *GZH Ciência e Tecnologia*, Porto Alegre, 12 mai. 2022.

GABRIEL, M. *Inteligência artificial do zero ao metaverso*. São Paulo: Atlas, 2022.

GERMÁN BES, C. El pensamiento ecológico de Florence Nightingale. *Temperamentvm*, vol. 17, p. 17v3, 12 mar. 2021.

GERMÁN BES, C. Autocuidados EcoHolísticos. *Paraninfo Digital*, vol. 14, n. 32, p. einves02t, 20 nov. 2020.

GILJE, F. "Being there: an analysis of the concept of presence". *In*: GAUT, D.A. (org.). *The presence of caring in nursing*. Nova York: National League for Nursing Press. 1992.

GILLIGAN, C. *In a different voice*. Cambridge: Harvard University Press, 1982.

GOMES DE ARAÚJO, M.V. Uma breve compreensão sobre o Dasein de Heidegger. [on-line]. *Rev Lampejo*, vol. 1, n. 86, 2º sem. 2014. http://revistalampejo.org/ – Acesso em 1º fev. 2023.

HARAWAY, D. "Manifesto ciborgue: ciência, tecnologia e feminismo-socialista nos fins do século XX". *In*: HARAWAY, D.; KUNZRU, H.; SILVA, T.T. (orgs.). *Antropologia do ciborgue*: as vertigens do pós-humano. Belo Horizonte: Autêntica, 2000, p. 37-129.

HEIDEGGER, M. *Ser e tempo*. Petrópolis: Vozes [Parte 1 e 2], 2005.

HINRICHSEN, L.E. Ética ambiental: breve introdução à ecologia profunda. *Cadernos da Estef*, Porto Alegre, vol. 1, n. 44, 2010.

HINRICHSEN, L.E. *O cuidado segundo a vocação evangélica de São Francisco de Assis*. Contribuições dos estudos franciscanos à reflexão sobre o cuidado e suas implicações éticas. 2016. Tese (Doutorado em Teologia Sistemática) – Departamento de Teologia, Pontifícia Universidade Católica do Rio Grande do Sul. Porto Alegre, Rio Grande do Sul, 2016.

HORTA, W.A. *Processo de enfermagem*. São Paulo: EPU, 1979.

JESUS, P.B.R; SANTOS, I. A sociopoética como facilitadora na expressão de clientes com autoimagem alterada por afecções dermatológicas. *Revista Enfermagem Atual in Derme*, vol. 94, n. 32, dez. 2020.

JOHNS, C. "Opening the doors of perception". *In*: JOHNS, C.; *Freshwater*: transforming nursing through reflective practice. Malden: Blackwell Science, 1998.

LEININGER, M.M. (org.). *Culture care diversity & universality*: a theory of Nursing. Nova York: National League for Nursing Press, 1991.

LOCSIN, R.C. *Technological competency as caring in nursing*. Indianápolis: Sigma Theta Thau International Press, 2005.

LOCSIN, R.C.; ITO, H. Can humanoid nurse robots replace human nurses? *Journal of Nursing*, vol. 5, n. 1, jan. 2018. Disponível em: http://www.hoazonline.com/nursing/2056-9157/5/1 – Acesso em 2019.

MAYEROFF, M. *On caring*. Nova York: Harper, 1971.

MISSAGIA, J. Ética do cuidado: duas formulações e suas objeções. *Blog de Ciência da Universidade Estadual de Campinas: Mulheres na Filosofia*, vol. 6, n. 3, p. 55-67, mar. 2020. Disponível em: http://www.blogs.unicamp.br/mulheresnafilosofia – Acesso em 18 mai. 2023.

MITCHELL, G.J. "Evidence-based practice: critique and alternative view". *In*: CODY, W. (org.). *Philosophical and theoretical perspectives for Advanced Nursing Practice*. Massachusetts: Jones and Bartlett, 2006, p. 271-277.

MONTEIRO, A.P. O futuro já começou: ciborgues, biotecnologias e ciências da enfermagem. *Pensar Enfermagem*, vol. 18, n. 1, 2014. Disponível em http://researchgate.net/publication/260427351 – Acesso em 22 nov. 2019.

MONTEIRO, A.P. Curado. Por uma nova epistemologia da enfermagem: um cuidado pós-humano? *Revista de Enfermagem Referência*, vol. 216, n. 8, mar. 2016. Disponível em http://dx.doi.org/10.12707/RIV15069 – Acesso em 11 nov. 2019.

MONTGOMERY, C.L. *Healing through communication*: the practice of caring. Nova York: Sage, 1993.

MONTGOMERY, C.L. "The spiritual connection: nurses' perceptions of the experience of caring". *In*: GAUT, D.A. (org.). *The presence of caring in nursing*. Nova York: National League for Nursing Press. 1992.

MORAES, R. Análise de conteúdo. *Revista Educação*, Porto Alegre, vol. 22, n. 37, p. 7-32, 1999.

MORTARI, L. *Filosofia do cuidado*. São Paulo: Paulus, 2018.

NIGHTINGALE, F. *Notas sobre a enfermagem*. São Paulo: Cortez, 1989.

NODDINGS, N. *Caring*: a feminine approach to ethics and moral education. Berkeley: University of California Press, 1984.

NOAL, D. *O humano do mundo*: diário de uma psicóloga sem fronteiras. São Paulo: Astral, 2017.

PEDROSA, K.A.; OLIVEIRA, I.C.M.; FEIJÃO, A.R.; MACHADO, R.C. Enfermagem baseada em evidências: caracterização dos estudos no Brasil. *Cogitare Enfermagem*, vol. 20, n. 4, p. 733-741, dez. 2015.

PHILBECH, T. O avanço tecnológico não é incontrolável. *Revista Ensino Superior*, São Paulo, 18 jul. 2018. Disponível em https://www.revistaensinosuperior.com.br/ensino-ed – Acesso em 2 mar. 2019.

PRECIADO, M.M. Hacia una antropología del cuidar. *Index de Enfermería*. Granada, vol. 27, n. 3, p. 113-114, set. 2018.

RABUSKE, E.A. *Antropologia filosófica*. Petrópolis: Vozes, 2003.

ROACH, S.M.S. *The human act of caring: a blueprint for the health professions*. Ottawa: Canadian Hospital Association Press, 1993.

ROEHE, M.V.; DUTRA, E. *Dasein*: o entendimento de Heidegger sobre o modo. *Avances en Psicología Latinoamericana*, Bogotá, vol. 32, n. 1, p. 106-113, jan. 2014.

ROMYN, D.M. *et al.* "The notion of evidence in evidence-based practice by Nursing Philosophy Working Group". *In*: CODY, W. (org.). *Philosophical and theoretical perspectives for advanced nursing practice*. Massachusetts: Jones and Bartlett, 2006.

SANTOS, I.; GAUTHIER, J. *Enfermagem* – Análise institucional e sócio-poética. Rio de Janeiro: UFRJ, 1999.

SANTOS, I. Sociopoética: uma ponte para o cuidar/pesquisar em enfermagem. *Index Enfermería*, Granada, vol. 50, n. 1. p. 35-37, 2005.

SANTOS, I.; GAUTHIER, J.; FIGUEIREDO, N.M. *Prática de pesquisa nas ciências humanas e sociais* – Abordagem sociopoética. Rio de Janeiro: Atheneu, 2004.

SILVA, A.L. "O processo de cuidar em enfermagem". *In*: WALDOW, V.R. *et al. Maneiras de cuidar, maneiras de ensinar*: a enfermagem entre a escola e a prática profissional. Porto Alegre: Artes Médicas, 1995.

SILVA, A.L. "O saber nightingaliano no cuidado: uma abordagem epistemológica". *In*: WALDOW, V.R.; LOPES, M.J.M.; MEYER, D.E. *Maneiras de cuidar, maneiras de ensinar:* a enfermagem entre a escola e a prática profissional. Porto Alegre: Artes Médicas, 1995.

SILVA, A.L. "O cuidado no encontro de quem cuida e de quem é cuidado". *In*: MEYER, A.E. *et al. Marcas da diversidade*: saberes e fazeres da enfermagem contemporânea. Porto Alegre: Artmed, 1998.

Texto e Contexto Enfermagem, Florianópolis, vol. 7, n. 2, mai./ago. 1998.

TONIN, L. *et al.* A evolução da teoria do cuidado humano para a ciência do cuidado unitário. *Research society and development*, vol. 9, n. 9, p. 1-15, set. 2020.

TORRALBA, F.R. *Ética del cuidar*: fundamentos, contextos y problemas. Madri: Mapfre Medicina, 2002.

TORRALBA, F.R. *Antropología del cuidar*. Madri: Mapfre, 1998.

WALDOW, V.R.; BORGES, R.F.; JIMÉNEZ, G.Y. (org.). *Pesquisa na enfermagem*: o cuidado em destaque. Curitiba: CRV, 2020a.

WALDOW, V.R.; NEVES, E.P. *Consciência, cuidado e saúde*: contribuições para o desenvolvimento humano e planetário. Curitiba: CRV, 2020b.

WALDOW, V.R. (coord.). Cuidado de enfermería: reflexiones entre dos orillas. *Index Enfermería*, Granada, vol. 26, n. 1-2. p. 123-124, jun. 2017.

WALDOW, V.R. Cuidado colaborativo em instituições de saúde: a enfermeira como integradora. *Texto & Contexto Enfermagem*, Florianópolis, vol. 23, n. 4, p. 1.145-1.152, out./dez. 2014.

WALDOW, V.R. *Cuidar*: expressão humanizadora da enfermagem. Petrópolis: Vozes, 2012.

WALDOW, V.R. *Bases e princípios do conhecimento e da arte da enfermagem*. Petrópolis: Vozes, 2008.

WALDOW, V.R. Momento de cuidar: momento de reflexão na ação. *Revista Brasileira de Enfermagem*, vol. 62, n. 1, p. 140-145, fev. 2009.

WALDOW, V.R. *O cuidado na saúde*: as relações entre o eu, o outro e o cosmos. Petrópolis: Vozes, 2004.

WALDOW, V.R. *Cuidado humano*: o resgate necessário. Porto Alegre: Sagra Luzzatto, 1998.

WALDOW, V.R. *Uma experiência vivida por uma cuidadora como paciente, utilizando a narrativa literária*. Texto & Contexto Enfermagem, Florianópolis, vol. 20, n. 4, p. 825-833, dez. 2011.

WATSON, J. A teoria do cuidado humano de Watson e as experiências subjetivas de vida: fatores caritativos/caritas processes como um guia disciplinar para a prática profissional de enfermagem. *Texto & Contexto Enfermagem, Florianópolis*, vol. 16, n. 1, p. 129-135, mar. 2007.

WATSON, J. *Caring science as sacred science*. Philadelphia: Davis, 2005.

WATSON, J. *Nursing: human science and human care*. A theory of nursing. Nova York: National League for Nursing Press, 1988.

Conecte-se conosco:

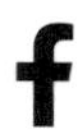
facebook.com/editoravozes

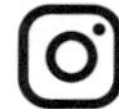
@editoravozes

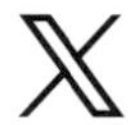
@editora_vozes

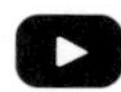
youtube.com/editoravozes

+55 24 2233-9033

www.vozes.com.br

Conheça nossas lojas:

www.livrariavozes.com.br

Belo Horizonte – Brasília – Campinas – Cuiabá – Curitiba
Fortaleza – Juiz de Fora – Petrópolis – Recife – São Paulo

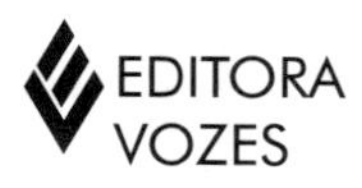

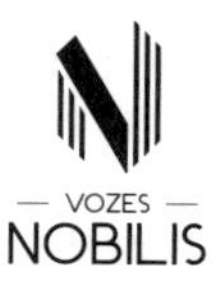

Vozes de Bolso
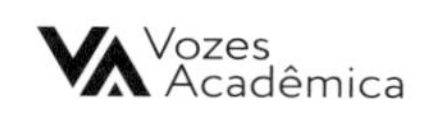

EDITORA VOZES LTDA.
Rua Frei Luís, 100 – Centro – Cep 25689-900 – Petrópolis, RJ
Tel.: (24) 2233-9000 – E-mail: vendas@vozes.com.br